U0345155

本书是教育部人文社会科学研究基金
"中医药研究伦理审查的特点、原则和实际操作"
（项目编号16YJAZH075）的研究成果

中医药研究的伦理审查

张金钟／著

天津出版传媒集团

天津人民出版社

图书在版编目（ＣＩＰ）数据

中医药研究的伦理审查 / 张金钟著. –– 天津 : 天津人民出版社, 2023.10
  ISBN 978-7-201-19811-8

  Ⅰ. ①中… Ⅱ. ①张… Ⅲ. ①中国医药学－医学伦理学－研究 Ⅳ. ①R2-05

中国国家版本馆 CIP 数据核字(2023)第 184483 号

中医药研究的伦理审查
ZHONGYIYAO YANJIU DE LUNLI SHENCHA

出　　版　天津人民出版社
出 版 人　刘　庆
地　　址　天津市和平区西康路35号康岳大厦
邮政编码　300051
邮购电话　(022)23332469
电子信箱　reader@tjrmcbs.com

策划编辑　王　康
责任编辑　王佳欢
封面设计　汤　磊

印　　刷　北京虎彩文化传播有限公司
经　　销　新华书店
开　　本　710毫米×1000毫米　1/16
印　　张　11.5
插　　页　2
字　　数　130千字
版次印次　2023年10月第1版　2023年10月第1次印刷
定　　价　89.00元

自 序

中医药是中华文明的瑰宝，不仅有辉煌的历史，而且有辉煌的现实，在维护中国人民乃至世界人民生命健康中发挥着重要作用。可以预言，中医药将会在疾病的预防、诊治、康复中发挥越来越重要的作用，会有更加辉煌的未来。习近平总书记在致中国中医科学院成立 60 周年的贺信中就指出："当前，中医药振兴发展迎来天时、地利、人和的大好时机，希望广大中医药工作者增强民族自信，勇攀医学高峰，深入发掘中医药宝库中的精华，充分发挥中医药的独特优势，推进中医药现代化，推动中医药走向世界，切实把中医药这一祖先留给我们的宝贵财富继承好、发展好、利用好，在建设健康中国、实现中国梦的伟大征程中谱写新的篇章。"近年的新冠肺炎疫情防控，特别是新冠肺炎患者的救治，使国内外对中医药在疾病预防、治疗、康复中的作用有了更加明确的认识，形成了中医药发展的难得历史机遇。落实习近平总书记的希望，加快中医药现代化的步伐，推动中医药走向世界，继承好、发展好、利用好中医药研究是重要内容。

近年来，中医药研究开发的速度明显加快。据《中国中医药报》报道，2019 年获得国家药监局批准上市的中药新药有两个，2020 年为四个，2021

年则有十二个（含九个创新药）。2021 年获批新药的数量创了近五年的新高，超过了前五年审批的总和。尤其值得注意的是，在十二个中药新药中，包括 2021 年 3 月 2 日批准上市的清肺排毒颗粒、化湿败毒颗粒、宣肺败毒颗粒。这三个中药新药的基础是在抗击新冠肺炎疫情过程中涌现出的"三方"，即清肺排毒方、化湿败毒方、宣肺败毒方。这"三方"在新冠肺炎疫情防控中，临床疗效确切，有效降低了发病率、转重率、病亡率，促进了核酸转阴，提高了治愈率，加快了恢复期康复。这"三方"还有一个共同的特点，就是在古代经典名方基础上创新而成。有专家称，清肺排毒颗粒、化湿败毒颗粒、宣肺败毒颗粒的上市开辟了中药新药创制的新机制，是中医药原创优势成果转化的典型。获得批准上市的中药新药以古代经典名方为基础，有长期、大量临床应用基础。国家药监局已经总结改革经验，加快构建符合中药特点的审评审批制度体系，以促进新药申报和审批数量增加。[1]抗击新冠肺炎疫情促进了中医药原创优势成果转化，开辟了中药新药创制的新机制，符合中药特点的审评审批制度体系已在探索、形成之中，反映了对中医药发展规律的认识在不断深化，实践中在加快步伐。

中医药研究与西医药研究同属科学研究范畴。既然是科学研究，就要遵循科学研究的一般规律、规范，这是中医药研究与西医药研究的共同之处。但也必须看到，中医药与西医药有着截然不同的理论和方法体系，二者是在各自的理论和方法体系之上发展起来的。中医药研究与西医药研究各自具有特殊性，二者之间存在着显著的区别、差异。深入思考中医药研究与西医药研究之间的同与不同，探索中医药研究自身的规律、原则，不

---

① 参见落楠：《2021 年 12 个中药新药获批！释放了哪些重要信号？》，《中国中医药报》，2022 年 1 月 14 日。

仅对发展中医药事业意义重大，对发展包括西医药在内的人类医药事业也很有意义。这是一个非常大的研究领域。本书的研究从中医药研究伦理审查的视角展开。

与西医药研究一样，涉及人体试验的中医药研究当然也要接受并通过伦理审查。但中医药研究伦理审查在贯彻生物医药研究伦理审查的过程中，有没有特殊性？在遵循科学研究共同规范的基础上，中医药研究有没有特殊的原则、规范？如果有，其根据是什么？在中医药研究伦理审查中怎样落实？这不仅关系中医药研究伦理审查的开展，也关系中医药研究乃至中医药事业的发展，还关系对生物医药研究伦理审查规范的丰富、发展。因为伦理审查已经成为中医药研究中不可或缺的程序和内容。

我对这个问题的思考和实践探索始自 2007 年。那一年的年初，我离开了工作近三十年的天津医科大学，奉调到天津中医药大学工作。那时，尽管我已经比较系统地学习了现代医学知识，熟悉现代医学教育，对临床医学、西医药也有很多了解，经常参加医药研究的伦理审查工作，还担任天津医科大学伦理委员会副主任、天津医科大学第二医院伦理委员会主任，但对中医却知之不多。

中医、西医虽然都是医，但理论体系、诊断治疗疾病的方法却很不同。当时，为了做好工作，避免外行领导内行的失误，我开始学习中医，带头参加我提议举办的非中医专业处级以上干部中医学习班，听中医学专业本科生的课程。工作担子重和责任心强，是我学习的强大动力。事实证明，学习中医确实为做好工作奠定了基础，提供了保障。有了对中医学科特点的认识，对中医药事业、中医药教育规律和发展趋势的认识，以及对中医药研究的认识，对学校发展的决策心中就有了底，分析问题、解决问题心中就有了数。在实践中学习，在学习中工作，学习和工作实践紧密结合在一起、相互促进。

当时，我担任着中华医学会医学伦理学分会的主任委员。医学伦理学分会的工作包括方方面面，规范、推动生物医药研究的伦理审查就在其中。通过对全国伦理审查工作的分析，我提议开一次伦理审查现场会，以现场观摩、交流伦理审查的方式，推动全国的生物医药伦理审查工作。现场会在哪开呢？最后选定了天津。2008年3月29日，中华医学会医学伦理学分会在天津市第一中心医院召开了医院伦理委员会建设现场会，全国二十个省、自治区、直辖市的一百多名专家、学者和管理人员，观摩了天津医科大学第二医院伦理委员会对"利拉鲁肽"临床人体试验项目的审查、天津市第一中心医院伦理委员会对活体器官移植项目的审查，天津医科大学伦理委员会、天津医科大学第二医院伦理委员会、天津中医药大学第二医院伦理委员会、新疆医科大学第一附属医院伦理委员会介绍了各自伦理委员会的建设情况。这是全国第一个生物医药研究、器官移植伦理审查现场会。会议开得很成功，与会人员高度评价了会议，对全国的生物医药研究、器官移植伦理审查起到了规范、促进作用。《中国卫生》杂志2008年第5期做了大篇幅报道，认为天津医科大学第二医院伦理委员会对"利拉鲁肽"临床人体试验项目的审查、天津市第一中心医院伦理委员会对活体器官移植项目的审查严格执行了《人体器官移植条例》和《涉及人的生物医学研究伦理审查办法（试行）》，审查过程科学、规范、严密，充分体现了以人为本的原则，是科学精神与人文精神的统一。会议既是现场会，又是交流会，对全国的医学伦理学委员会建设起到示范、促进作用。在那次会议上，我对中医药研究的伦理审查有了一定的认识。

　　退休后，时间充裕了，基于对中医诊疗有效甚至奇效的感受和对中医服务大众健康的坚定信念，我拜陆小左教授为师，以师承的方式全面、系统学习中医。伴随着学中医、用中医，对中医与西医的差异的感受不断加深、理解逐渐深刻。

　　在参加中医药研究伦理审查中，我发现中医药研究与西医药研究相比也有鲜明的特点，中医药研究中受试者安全的保障离不开中医药研究本身，提高中医药研究伦理审查的实际效果，必须从中医药研究的实际出发，进而逐步思考、探索中医药研究的伦理审查的特点。

　　当然，对中医药研究伦理审查特点的思考和探索是在坚持生物医学研究伦理审查一般规定的基础上进行的，目的是提高生物医药伦理审查的实际效果，绝不是脱离生物医药伦理审查，另起炉灶。所以从思考和探索的成果看，既有对中医药研究伦理审查特点、原则的认识，也有关于生物医学研究伦理审查一般特点、原则的认识，但以对中医药研究伦理审查特点、原则的成果为主。

　　2016年，我的研究项目"中医药研究伦理审查的特点、原则和实际操作"申报教育部人文社会科学研究基金并获得了资助（项目编号16YJAZH075）。伴随着研究，相关的研究成果不断在学术期刊上发表。这本书就是在公开发表的论文的基础上编辑而成的。

　　本书基于中医药研究伦理审查的实践探索、基于长期的理论研究，从整体上说，从两个视角思考了中医药研究的伦理审查。

　　第一个视角是生物医药研究伦理审查和道德进步。从伦理审查和道德进步的角度研究中医药研究伦理审查，是顺理成章的。但从整体上说，这方面的研究比较薄弱，见到的论文也比较零散，缺乏系统的研究。

中医药研究伦理审查的研究与医药学研究伦理审查乃至科学技术伦理审查、社会道德进步是紧紧相连的，严格说是一个整体。一方面，科学技术研究伦理审查、社会道德进步是中医药研究伦理审查的重要背景和基础，不断对中医药研究伦理审查提出要求，从这个角度说，中医药研究伦理审查不能落伍，应当主动跟上科学技术研究伦理审查、社会道德的进步。另一方面，中医药研究伦理审查又以其特有的形态，丰富着科学技术研究伦理审查、社会道德进步，对科学技术研究伦理审查、社会道德进步发挥着促进作用。

第二个视角是中医药研究乃至中医发展。这方面的研究也很必要。因为现实中存在着将中医药研究伦理审查与中医药研究乃至中医发展割裂的认识，将伦理审查凌驾于中医药研究之上的观念有之，将伦理审查看作不得已而为之的观念也有之。

中医药研究伦理审查与中医药研究乃至中医发展紧紧相连，也是一个整体。中医药研究伦理审查维护受试者安全、保障受试者利益，是中医药研究乃至中医发展的根本目的和必要条件，换言之，中医药研究乃至中医发展的出发点和归宿都是为了维护人的健康。受试者是为中医药研究承担风险的人，保障他们的安全、维护他们的利益，是非常必要的，既合乎情，亦合乎理。这是生物医药研究的共有性质和共同要求。但是中医药研究有别于西医药研究，中医药研究以坚实的中医临床为基础，受试者的安全有中药长期临床应用的保障，研究者对中药研究的风险意识便不同程度地降低了。事实上，从中医临床的个体用药到针对某一群体的普遍用药，其间存在着很大的差异，差异根源于该群体中个体间存在着不同，而中药研究的目的往往是研制适用于一定群体疾病治疗的药物。针对某一群体的药物研究，忽略了该群体中个体的差异，试验中的风险是不能排除的，而受试者则是风险的承担者。伦理审查的目的当然是维护受试者安全、维护受试者权益，但维护受试者安全、维护受试者权益恰恰是中医药研究乃至中医发展所需要的。因为试验中受试者安全得不到保障的药物研究，一旦应用于大人群，其危害性是难以想象的。可见，中医药研究伦理审查是中医药研究乃至中医发展的基本保障，是中医药研究乃至中医发展不可或缺的组成部分。

　　本书从上述这两个视角比较系统地回答了提高中医药研究伦理审查实际效果的问题。

目 录

第一章　中医药研究伦理审查要注重审查项目的临床基础 ………… 001

一、临床实践之于中医药研究的基础作用 ………………… 002

二、审查临床基础的目的是保护受试者安全 ………………… 006

三、审查临床基础的实践操作 ………………………… 010

第二章　中医药研究伦理审查要注重对项目贯彻整体原则的审查 …… 013

一、中医药研究伦理审查为何要贯彻整体原则 ……………… 014

二、在伦理审查中贯彻整体原则的实践操作 ………………… 021

三、贯彻整体原则与伦理委员会建设 ……………………… 025

第三章　中医药研究伦理审查要注重审查项目的辨证论治内容 ………… 029

一、审查辨证论治的内容:检验项目是否符合中医规律和理论 ……… 030

二、审查辨证论治内容的目的是保障受试者安全 ……………… 033

三、审查辨证论治内容的实践操作 ………………………… 037

第四章　对包含现代科技内容中医药研究的伦理审查 ……… 042

　　一、中医药现代化与中医药研究伦理审查 ……………… 043

　　二、审查现代科技内容的基本原则 …………………… 045

　　三、审查现代科技内容的体制机制保障 ……………… 052

第五章　在中医药研究伦理审查中彰显中国文化 ………… 056

　　一、医药学研究伦理审查研究须厘清国际化与本土化的关系 …… 057

　　二、中医药研究伦理审查本土化的核心是坚持和弘扬中国文化 …… 060

　　三、中医药研究伦理审查中的文化自觉 ……………… 062

　　四、中医药研究伦理审查文化内涵与伦理委员会建设 ………… 069

第六章　对中医药研究中受试者知情同意的审查 ………… 073

　　一、中医药研究知情同意审查研究的三个维度 ………… 073

　　二、中医药研究受试者知情同意审查应做到"三个注重" ……… 080

第七章　生物医药研究伦理审查的体制机制建设 ………… 089

　　一、伦理审查在实践操作上存在三个薄弱环节 ………… 090

　　二、伦理审查薄弱环节的成因分析 …………………… 092

　　三、深化体制机制建设，提升伦理审查的整体水平 ………… 097

第八章　生物医药研究伦理审查的风险意识和风险管理 ……… 103

　　一、生物医药研究伦理审查的本质是防控风险 ………… 103

　　二、防控生物医药研究人体试验风险的规律 …………… 106

三、生物医药研究人体试验风险管理的制度保障 …………… 113

四、风险管理与伦理委员会的审查能力建设 …………… 117

第九章　药物上市后评价研究脆弱人群受试者风险的防控 ………… 121

一、药物上市后评价研究必须维护脆弱人群受试者安全 …… 121

二、防控药物上市后评价研究脆弱人群受试者风险应坚持三个

原则 …………………………………………………………… 128

三、维护脆弱人群受试者安全伦理审查的实践操作 …………… 134

第十章　药物临床试验孕妇受试者风险防控 ………………… 138

一、孕妇用药研究的必要性和紧迫性 ……………………… 139

二、孕妇用药研究中孕妇受试者风险分析 ……………… 143

三、防控孕妇受试者风险的基本原则 ……………………… 146

四、防范孕妇受试者风险的实践操作 ……………………… 149

第十一章　生物医药研究伦理审查的合力效应 ……………… 154

一、合力效应:提高生物医药研究伦理审查实际效果的当务之急 … 155

二、生物医药研究伦理审查合力、合力效应的内涵 ………… 158

三、生物医药研究伦理审查合力解析 ……………………… 161

四、建立生物医药研究伦理审查合力效应的评估机制 ……… 167

后　记 ………………………………………………………… 168

第一章　中医药研究伦理审查要注重审查项目的临床基础

中医药研究伦理审查既要遵循医药学伦理审查的原则、规范，又要遵循中医药研究的规律，重视自身的特点。注重对项目既往临床基础的审查是中医药研究伦理审查的一个显著特征。审查项目临床基础的目的是保护受试者安全。审查项目的临床基础要与落实《药品注册管理办法》结合在一起。

中医药研究伦理审查有两个重要的背景：一是中医药研究的发展，二是医药学研究伦理审查的发展。就时间次序而言，中医药研究伦理审查发生在西医药研究伦理审查之后；就逻辑关系而言，医药学研究伦理审查是一般，而中医药研究伦理审查是个别，是医药学研究伦理审查在中医药研究中的应用。但这绝不意味着，中医药研究伦理审查是医药学研究伦理审查的推演和套用。事实上，伦理审查一经引入中医药研究，便与中医药研究紧密结合在一起，并伴随着中医药研究的快速发展而不断完善，实现着本土化和促进中医药研究发展的作用；同时，中医药伦理审查以也以其具象的内容和形式丰富着医药学研究的伦理审查，为医药学伦理审查做出了贡献。当前，在认真、深入开展中医药研究伦理审查工作的基础上，及时总结中医药研究伦理审查的经验，思考中医药研究伦理审查的特点，探索中医药研究伦理审查的规律，有利于中医药研究伦理审查乃至医药学研究伦理审查的发展，有利于中医药研究进步。

那么中医药研究伦理审查有哪些特点呢？关于中医药研究伦理审查特点和规律的研究应从哪里入手呢？笔者认为，中医药研究伦理审查的特点源于中医药研究，是在促进中医药研究发展中显现的；关于中医药研究伦理审查特点和规律的研究必须从中医药研究实际出发。而着眼于中医药研究和中医药研究伦理审查的实际，就会发现，注重对项目既往临床实践基础的审查是一个显著特征。

一、临床实践之于中医药研究的基础作用

来源于临床、回归临床，从临床经验出发、回答临床上需要解决的问题，是医药学研究的基本属性。在中医药研究中，这个属性十分鲜明。虽然从中医药研究与中医临床的关系看，人们首先想到的是中医药研究具有不同于中医临床的性质，但这只是中医药研究与中医临床相互联系的一个方面。中医药研究与中医临床的相互联系还有另一个方面，那就是中医药研究根植于中医临床，以临床为基础。认识中医药研究既区别于临床又依赖于临床，在中医药研究与临床之间保持一定的张力，是中医药研究的重要理念。一方面，中医药研究在实践方式、成果形式上都有别于临床，二者之间永远不能画等号；另一方面，中医药研究从来不是无源之水、无本之木，其动力、科学问题设定、实现目标、研究方法都离不开临床。

笔者认为，在中医药研究伦理审查中，必须重视中医药研究与中医临床二者之间的联系，要避免只看到二者的差异、将二者的差异绝对化的倾

向。但是在伦理审查实践中，忽略对研究项目临床基础的审查，简单搬用西医、西药研究的模式和方法，仍比较普遍地存在着；在伦理审查研究中，对中医药研究伦理审查必须注重审查项目临床基础的意义，也没有得到应有的阐发。

用历史的眼光看，在中医药研究中沿用西医药研究的模式和方法，与中医药学的发展有关，在一定意义上可以说，既是中医药学进步的一个结果，也是中医药学发展的一个代价。

从发生学的角度看，中医、中药两个学科发端于一种共同的活动——中医临床实践。回顾博大精深、绚丽多彩的中医学历史，医和药本是一家，医离不开药，药也离不开医，中医学家即是中药学家。因为医生要为患者诊治疾病、强身健体服务，就必须找到、制备有效的药物。"理""法""方""药"的有机统一反映了中医体系内医与药的内在逻辑关系。对药物的深刻认识和灵活应用，成就了一代又一代的中医大师。被尊为"药王"的孙思邈、名流千古的《本草纲目》的作者李时珍，都是载誉史册的中医临床大家。"十八反""十九畏"等在一定程度上反映中药配伍规律的认识，都来源于中医先辈的临床实践。近代以后，伴随着中医学和相关学科的发展，特别是受西医西药发展的影响，出现了中医与中药的分工、中医学与中药学的学科分化、中医学和中药学两个庞大的专业体系。本来中医和中药的分工，中医和中药学科、专业的分化，是为了更好地发挥中医药在疾病预防、诊断、治疗、康复中的作用，却也潜移默化地引发了两个学科中为学科而学科、为专业而专业的倾向。中医、中药学科的深化、两个专业人才培养体系的建立，使人们自觉不自觉地出现了对中医、中药认识的局限和片面。人们对中医、中药的认识在精细化，但人们的视野却不经意地逐步变窄，忽略中医与中药之间的联系就是一种表现。不同学科的人们按照各自学科、专业的需要将完整的、博大精深的中医宝藏拆分，再从各自学科、专业的角度，按照不同的需求，将拆分后的东西组合成各自的体系。毫不夸张地说，在现代，中医、中药的学科化有了很大发展，并仍在不断精细化。中医学在发展中创造了自己的基础学科群和临床学科群，中药学也有了自己的学科分类系统和庞大的药物制造体系。与这种发展相对应，一些从事中医、中药研究学者的思维形成了定式，人为地在中医与中药之间设立了壁垒甚至鸿沟，出现了中药学研究偏离中医临床，中医学研究甚至也偏离临床的倾向。客观地说，这是中医药学发展的代价。尽管从学科、专业发展的规律看，这种代价不可避免且具有一定的必然性，是学科分化发展时期的必然表现；但是我们对其在当前中医药研究中的消极影响，必须有清醒的认识，因为它不利于中医药研究的科学发展。

就中药研究与中医临床的关系而言，中药研究依赖于中医临床，是中药研究的基本样态。中医临床实践不但为中药研究提供问题，而且能够提示解决问题的方向和路径。这恰恰是中药研究与西药研究的最大不同。西药研究的基本模式是，从海量的化合物中一步一步地筛选，寻找并确定结构稳定、治疗人体疾病作用明确的物质。中药则不然。中成药的基本来源有二：一是古人总结的经典方剂，二是今人的经验方剂。古人、今人虽有不同，但方剂都源于临床实践经验。以总结临床实践经验为基础，将临床治疗效果显著的方剂提升为成药，是中药研究的本质特征和巨大优势，反映了中药研究的基本规律。在这个意义上说，中药研究与中医临床过度分化的倾向是与中药研究的基本规律和巨大优势偏离的。

可喜的是，当代中医药研究正在克服将中医、中药割裂开的片面性和局限性，正在朝着中医中药整合的方向发展，这是一种进步。中医药研究整合的趋势，在本质上是一种复归，是对中医药研究依赖临床实践特质的彰显。中医药研究伦理审查要在认识中医药研究特点、规律和优势的基础上进行，就要高度重视这种复归和彰显，将重视中医药研究的临床基础作为中医药研究伦理审查的一个基本原则。质言之，这既是中医药伦理审查对中医药研究的特点和规律的顺应，也是以伦理审查的方式促进中医药研究的进步。

着眼于现实，我们可以看到，近年在国际上获得高度评价的两项中国医药学研究成果都有临床实践基础。2011 年，屠呦呦研究员因在治疗疟疾药物青蒿素提取中做出的贡献获得拉斯克奖为世人瞩目，其正确研究方向的确定是得益于东晋医学家葛洪关于治疗疟疾方法的记载："青蒿一握，水二升渍，绞取汁服，可治久疟。"（《肘后备急方》）正如拉斯克奖评审委员会所评价的："将一种古老的中医疗法转化为最强有力的抗疟疾药，使现代技术与传统中医师们留下的遗产相结合，将其中最宝贵的内容带入了21 世纪。"2012 年，王振义院士、陈竺院士获第七届圣·乔奇癌症研究创新成就奖，表彰他们将传统中药的砷剂与西药结合起来用于治疗白血病，使急性早幼粒细胞白血病患者的"五年无病生存率"从约 25%跃升至约95%。目前，这种联合疗法已经成为全世界急性早幼粒细胞白血病的标准疗法。[1]这两项有着重大临床意义、社会价值的成果再一次提示，中医药是一个伟大宝库，中医药临床在应用上潜力巨大，还提示，中医药研究以临床

---

[1]　参见《我国科学家获得癌症研究创新成就奖》，《人民日报》，2012 年 1 月 27 日。

为基础，是中医药研究的本质特征。

2021 年，获得国家药监局批准的中药新药都是由"方"变"药"的，具有坚实的临床基础。以以岭药业的"解郁除烦胶囊"为例，该产品由中医经典著作《金匮要略》记载的半夏厚朴汤和《伤寒论》记载的栀子厚朴汤化裁而来，在临床经验方的基础上研制。从古代经典名方中挖掘新药，给中成药研究、开发提供基本思路，被认为是中药注册分类改革的中药特色的注册审评之路。这些中成药研发的思路是，首先确定经方、验方的临床定位，再按照注册要求获取了系统、充分的证据。①

笔者认为，中医药研究伦理审查要从中医药研究的实际出发，要认识中医药研究的本质特征和基本规律。而以临床为基础这个中医药研究的本质特征，就决定了在中医药研究伦理审查中，必须关注项目的临床基础，必须重视对项目临床基础的审查。

二、审查临床基础的目的是保护受试者安全

中医药研究以临床实践为基础，是中医药研究必须坚持的基本原则。坚持这个原则的内涵非常丰富，至少可以从三个维度来分析：一是思维方式的维度，二是经济学的维度，三是伦理学的维度。在中医药研究伦理审查中重视审查项目的临床基础，所做的是伦理学维度的分析。这个维度分析的必要性和重要性在于，中医药研究以临床实践为基础，在本质上，是保护受试者。目前，这个维度的分析尚没有得到应有的说明。

毋庸置疑，中医药研究在临床实践的基础上展开，有助于明确研究方

---

① 落楠:《2021 年 12 个中药新药获批释放了哪些重要信号？》,《中国医药报》,2022 年 1 月 14 日。

向、凝练科学问题，有助于降低研究成本，因此是中医药研究得天独厚的捷径。但这是从思维方式和经济学的维度思考问题。我们还必须看到，中医药研究在临床实践的基础上展开，不仅提高了中医药研究的成功率，提高了中医药研究的经济效益，而且降低了中医药研究中受试者的风险。在中医药研究的伦理审查中重视研究项目的临床基础，其重要性就在于保障受试者的安全。很简单，越是在临床上应用广的方剂，进一步的研究安全系数越高，受试者承担的风险越低。用逻辑的语言表达，研究项目人体试验的安全、有效，可以通过以往的临床实践间接证明。中医药研究在以千百年临床验证为基础的经典方剂上进行，在今人临床上长期应用的经验方上进行，是对人体试验受试者安全的重要保障。应当说，在中医药研究伦理审查中重视对项目临床基础的审查，展现了中医药学研究的伦理精神，是中医药临床实践道德追求的逻辑展开和接续发展。这正是中医药研究伦理审查的特殊性所在。

但在现实的中医药研究伦理审查中，对项目临床基础的审查，尚没有得到足够的重视，甚至被认为是在伦理审查之外的事情，没有纳入伦理审查。究其原因：一是将项目的临床基础看作科学审查的内容；二是简单套用西药伦理审查，将中医药研究等同于没有临床基础的药物研究。前者涉及伦理审查与科学审查的关系，后者则涉及中药研究与西药研究的关系。

伦理审查有别于科学审查，但伦理审查与科学审查是从不同的角度审视同一项研究，正所谓"仁者见仁，智者见智"。伦理审查是"见仁"，科学审查则是"见智"。需要指出的是，伦理审查要"见"的"仁"和科学审查要"见"的"智"，都客观地存在于研究项目之中，甚至存在于同一项目的同一项操作之中。真正意义上的科学研究，都是"仁"与"智"的统一，而高水平的科学研究则是"仁"与"智"的完美结合。对任何一项中医药研究临床基础的评价都体现了科学和伦理的统一。科学评价与伦理评价的区别本来只有相对的意义。而将对中医药研究临床基础的伦理审查与科学审查割裂开来，将两种审查的区别绝对化，甚至把对中医药研究临床基础的审查归结为科学审查，无疑是不正确的。从表面上看，这是模糊了科学审查与伦理审查的界限，应归因于科学与伦理两大体系各自的独立发展；从实质上看，是人们在认识上存在片面性，是缺乏对中医药研究临床基础重要意义的全面认识。正是这种片面性认识的存在，才使中医药研究的伦理审查遗漏了对项目临床基础的审查。

将中药研究等同于西药研究，既与中药研究应用了大量的西药研究方法有关，也与中药研究伦理审查发生在西药研究伦理审查之后、借鉴了西药研究伦理审查的做法有关。事实上，中药研究伦理审查既具有药物研究伦理审查的一般性质，更有自身的特点。其中一个特点就是要从中药研究具有临床基础这个实际出发，注重对项目临床基础的审查。

应当说，注重审查中医药研究项目的临床基础，也是医药学发展的大势所趋。发端于 20 世纪末、对临床医学发展具有重大指导意义和规范作用的循证医学，对药学研究的指导、规范作用，已被实践所证明。换言之，循证医学的普适性不仅从临床研究发展到医学的各个领域，而且从医学发展到药学，成为医药学科学发展的方法学保障。循证医学在医药学领域广泛应用和迅速发展的必然性，人们大多从方法论层面来分析，其实，循证医学被医药学学者普遍接受，成为医药学研究必须坚持的评价原则，还有着深刻的道德内涵。循证医学在彰显医药学研究科学精神的同时，还彰显了医药学研究的伦理精神，在本质上是医药学研究的道德追求。因为循证医学是对医药学研究的普遍性的揭示、评价和证明，循证医学认为，被事实证明具有普遍性的预防、诊断、治疗、康复方法，才是科学的，才有推广价值，才能在临床上应用。这体现了医药学科对病人的负责，是医药学科道德内涵的彰显。①基于此，笔者认为，中医药伦理审查中对项目临床基础的审查，应当包括对项目临床基础的循证医学评价。这无疑对伦理审查工作、对伦理审查委员会专家提出了新的更高的要求，既提高了伦理审查的工作难度，也加大了伦理审查的工作量，目前，还很难全面推行。但是这应当是一个发展趋势，将会纳入中医药伦理审查规范，成为中医药研究伦理审查的基本要求。

当然，中医药研究的临床基础，只在一定程度上为人体试验的安全、有效提供了证明，并不能替代、简化对中医药研究人体试验安全性、有效性的检验。在中医药研究伦理审查中，对人体试验安全性、有效性的审查，不但是必要的，而且是重要的。这不仅因为同一种诊疗方法应用于不同个体，会出现差异，而中医药研究的本质则是忽略个体差异，在特殊性中寻找、确定、证明普遍性。特殊性中蕴含着普遍性，但特殊性还不是普遍性，包括受试者风险在内的不确定性就存在于特殊性之中；还因为任何一项中医药研究虽都有临床基础，但都不是对已有成果的重复，一项研究对以往成果的提升、发展，必须得到与之相对应的人体试验的证实，这是对一项研究成果未来临床应用的安全性、有效性的不可或缺的验证。从这个意义上说，我们既要看到坚实的临床基础为中医药研究人体试验的安全性提供了保障，又要看到有坚实临床基础的中药新药研究，仍需要高度重视相应

---

① 参见张金钟:《循证医学的道德内涵》,《医学与哲学》,2003 年第 3 期。

的人体试验。这是中医药研究人体试验伦理审查必须坚持的科学态度。①

三、审查临床基础的实践操作

在实践层面，怎样落实对研究项目临床基础的审查？有没有政策遵循呢？

原国家食品药品监督管理局于 2007 年 7 月 10 日发布、2007 年 10 月 1 日起施行的《药品注册管理办法》"中药、天然药物注册分类及申报资料要求"规定："由于中药、天然药物的多样性和复杂性，在申报时，应当结合具体品种的特点进行必要的相应研究。如果减免试验，应当充分说明理由。"2008 年 1 月 7 日，原国家食品药品监督管理局印发了《中药注册管理补充规定》的通知。该通知第八条对"主治为证候的中药复方制剂"的注册，作了六项规定，其中包括"（四）具有充分的临床应用资料支持，且生产工艺、用法用量与既往临床应用基本一致的，可仅提供非临床安全性试验资料；临床研究可直接进行Ⅲ期临床试验"。该通知第九条对"主治为病证结合的中药复方制剂"的注册，作了三项规定，其中包括"（二）具有充分的临床应用资料支持，且生产工艺、用法用量与既往临床应用基本一致的，可仅提供非临床安全性试验资料；临床研究应当进行Ⅱ、Ⅲ期临床试验"和"（三）生产工艺、用法用量与既往临床应用不一致的，应提供非临床安全性试验资料，并根据拟定的功能主治（适应症）进行主要药效学试验。药效学研究一般应采用中医证候的动物模型或疾病模型；如缺乏成熟的中医证候动物模型或疾病模型，可进行与功能（药理作用）相关的

---

① 参见张金钟：《生物医药研究伦理审查的风险意识和风险管理》，《中国医学伦理学》，2013 年第 5 期。

主要药效学试验。临床研究应当进行Ⅱ、Ⅲ期临床试验"。①

以上规定说明了两点：第一，《中药注册管理补充规定》重视拟注册中药的临床应用。"具有充分的临床应用资料"是对拟注册中药的有力支持。在"生产工艺、用法用量与既往临床应用基本一致"的情况下，"可仅提供非临床安全性试验资料；临床研究可直接进行Ⅲ期临床试验"。这个规定无疑是符合中医药研发规律的。2021年一年中，有十二个中药新药获得国家药监局批准，为大众提供了治疗疾病的有效药物，使中药在治疗中的优势进一步彰显。有关专家认为，符合中医药特点的中药审评审批机制，破除了唯成分论的评价方式，强化人用经验的支撑作用，不强求"小白鼠点头"，更符合中医药发展实际，扫除了中药创新研发的障碍，促使新药申报和审批数量增加。②但有人认为，这些规定是发展中医药产业的倾斜性保护政策。其实不然。这些规定是建立在中医药研究特点之上的，反映了中医药研究以临床为基础的规律。很显然，在临床应用中被证明有效是拟注册中药人体试验安全有效的重要保障。

第二，《中药注册管理补充规定》对中医药研究伦理审查有借鉴意义。《中药注册管理补充规定》肯定、重视的，中医药研究伦理审查也应当肯定、重视。因为对科学研究的伦理审查在本质上也是管理，是以保障受试者安全为目的的管理。中药注册管理规定与中医药研究伦理审查重视项目的临床基础，都是为了病人的安全。所不同的，中医药研究伦理审查是以伦理审查的方式检验项目的临床基础是否真实、可靠。但目前，在中医药

---

① 原国家食品药品监督管理局发〔2008〕3号《中药注册管理补充规定》。

② 参见落楠：《2021年12个中药新药获批！释放了哪些重要信号？》，《中国中医药报》，2022年1月14日。

研究伦理审查中，对项目临床基础的审查还没有得到应有的重视。在制度层面，中医药研究伦理审查的相关规定中既没有原则上的要求，更没有细化的落实条款。这说明，中医药研究伦理审查的有关规定还不够完善。制度不健全，实践操作上就没有遵循。中医药研究伦理审查滞后于《中药注册管理补充规定》的现实，应当引起重视。

从技术的角度看，尽管对中药复方的临床试验评价技术尚处于探索阶段，中药新药临床试验评价的相关技术和方法还没有被国际医药界认可，但中药新药临床试验以强有力的临床效果为依据，正在为国际医药界认同。而国外药学研究有关治疗癌症新药研究的 0 期临床试验探索，也从另一个角度肯定了中医药研究从临床实效出发的传统。这是中医药与西医药两大医药体系在发展中呈现出的又一个异中之同。笔者认为，中医药研究伦理审查的理论研究和实践操作，既要与中医药研究重视临床基础的优良传统相适应，也要关注国外医药学研究的动态。

总之，中医药伦理审查要努力做到两个注重：第一，要注重被审查项目的临床基础，检索古代医家有关的临床实践记载，审查今人与试验药物有关的临床实践。这是试验药物安全、有效的前提。第二，要注重被审查项目设计及人体试验的安全性、有效性的审查。因为被试中成药将用于众多个体疾病的治疗，其未来广泛应用的安全性、有效性必须得到人体试验的证明。如果说第二个注重是生物医药研究伦理审查的一般要求的话，那么两个注重兼顾，审查研究项目的临床基础与审查研究项目的科学设计、试验安排、知情同意、不良事件处置等有机结合，则是中医药研究伦理审查的一个显著特征。

第二章 中医药研究伦理审查要注重对项目贯彻整体原则的审查

中医药研究伦理审查应强化整体观念，坚持整体原则。依据是，在关注受试者权益的同时关注研究项目的目的、设计，是伦理委员会的职责；整体观念是中医药学的本质特征；坚持整体原则，才能保障受试者安全。落实整体原则，要审查试验药物是否对"证"、审查试验药物方剂配伍的整体性、审查试验药物毒副作用的防范，要加强伦理委员会建设。

2021年，国家药监局批准了十二个中药新药，为往年之最。有专家总结，这些药物的成功研发，与"三结合"的中药注册审评证据体系直接相关。"三结合"是指中医药理论、人用经验和临床试验相结合。"三结合"是无疑是一个整体，缺一不可，但头一条是中医药理论。在中成药研发中，尊重中医药理论，传承精华、守正创新，至关重要。

整体观念是中医学的一个基本特点，是中医学有别于西医学的本质特征。坚定不移地贯彻整体观念和整体原则，是研究中医药、发展中医药的前提和保障，中医药研究伦理审查必然要贯彻整体观念和整体原则。这在逻辑上没有任何问题。但在现实的中医药研究伦理审查中，对项目贯彻整体观念和原则的认识并不够明确，落实尚不够自觉。当前，在中医药研究伦理审查中强调整体观念、贯彻整体原则，是伦理委员会的职责所在，直接关乎受试者安全和伦理委员会建设，十分必要，甚至紧迫。

一、中医药研究伦理审查为何要贯彻整体原则

（一）在关注受试者权益的同时关注研究项目的目的、设计，是伦理委员会的职责

中医药研究伦理审查研究的本质是一种反思，反思的内容，既包括伦理审查实践，也包括伦理审查研究自身。对伦理审查研究自身的反思，有伦理审查的普遍性和中医药伦理审查的特殊性两个层面。我们对中医药研究伦理审查注重整体原则的分析，先从伦理审查的普遍性入手。因为在医药学研究伦理审查研究中，对贯彻整体原则重要性的认识还很薄弱。应当说，这是中医药研究伦理审查没能注重整体原则的一个重要原因。因为中医药研究伦理审查源自医药学研究伦理审查，不能不受医药学研究伦理审查的影响。

长期以来，人们十分重视从保护受试者权益的角度界说伦理委员会的职能、评价伦理审查的作用。这没有任何疑义。因为伦理委员会就是针对无视、侵犯受试者权利的行径而设立的，在维护受试者权益的过程中发展的，伦理审查是在维护受试者权益的过程中不断完善的。但需要指出，不管人们是否认识和强调，伦理审查都在客观上起到了保障、促进医药学发展的作用。可以说，伦理审查直接的、表层的作用是维护受试者的权益，间接的、深层的作用是保障、促进医药学发展。换言之，受试者权益之所以需要维护，是因为医药学研究具有探索性，受试者在医药学研究中可能

面对风险，伦理委员会的职责，就是审查研究项目能否最大限度地防范受试者风险，一旦出现了风险，受试者能否得到及时的救治和应有的补偿。既然研究有探索性、受试者可能面临风险，研究为什么还要进行呢？一般地说，医药学研究的目的在于预防、诊断、治疗疾病，为民众造福。具体到受试者将参加的项目，是否具有明确的预防、诊断、治疗疾病的价值，将来能否为众多的人造福，即受试者在这个具体研究项目中承担风险的必要性，是需要审查的，审查由科学技术审查委员会和伦理审查委员会从各自侧重的角度完成。当然，科学技术审查与伦理审查在分工上的侧重并不是互相排斥。就伦理审查而言，既要在"知其然"的层面上防范受试者风险，又要在"知其所以然"的层面上防范受试者风险。这是伦理委员会的职责所在。如果把医药学研究比作一个过程，项目启动前的伦理审查是在"下游"的审查，而项目申报、批准前的伦理审查则是作在"上游"的审查。"下游"的审查重要，"上游"的审查同样重要甚至更为重要。因为"下游"问题的根源往往是在"上游"。只有"上游""下游"结合，追根溯源地开展伦理审查，才能维护受试者权益，保障、促进医药学发展。

　　2013年，笔者提出，伦理审查滞后于科学技术审查是生物医药研究伦理审查三个薄弱环节中的第一个，建议对申报项目的伦理审查应与科学技术审查同步进行，将伦理审查前移至科研设计、立项之时。[①]建议得到了有关部门的重视，伦理审查逐步成为申报高层次研究项目的必要条件，进入了项目申报前的"形式审查"。但总体上看，时至今日，研究项目申报前伦理审查流于形式的问题仍比较普遍地存在，项目设计、申报环节伦理审查

---

　　① 参见张金钟:《生物医药研究伦理审查的体制机制建设》,《医学与哲学》(人文社会医学版),2013年第5期。

缺失的问题并没有解决，许多明确写有"经过伦理审查""同意申报"的项目申请书，实际上并未经过伦理审查。伦理审查委员会在医药学研究的起始处把关，还有许多工作要做。项目申报前的伦理审查名不副实，原因何在？申报政府出资支持的项目，都有明确的时间规定，许多项目申请书都完成于申报时限的最后几日，使伦理委员会难于在短时间内对诸多的申报项目一一作出细致审查。但根本问题并不在人员、时间上，对伦理审查重视不够，认识不到位，特别是对伦理审查与科学技术审查内在统一的认识没有到位，才是问题的根源。

伦理审查与科学技术有区别，更有联系。强调伦理审查与科学技术审查的各自职能、明确分工是重要的，但强调二者的相互包含、相互促进更重要。因为真正意义上的科学技术进步都具有道德进步的意蕴。研究项目的合道德性体现在总体设计、技术路线、具体操作之中。对研究项目总体设计、技术路线、具体操作环节缺乏认识，很难真正理解受试者在研究中的重要作用，很难充分认识维护受试者权益的重要性。当前，尤其要重视在伦理审查与科学技术审查统一的层面认识伦理审查的重要性、建设伦理委员会。从根本意义上说，维护受试者权益与保障、促进医药学发展，都是伦理委员会的职能，是伦理审查作用不可分割的两个方面，这是医药学研究伦理审查和医药学研究都要遵循的规律。将二者割裂开来，就不能真正理解维护受试者权益的意义，也不符合医药学研究伦理审查和医药学发展的规律。

用历史的眼光看，在人类医药学实践的古代、近代时期，许多医生承担着受试者的角色，以身试药，为治疗患者疾病开辟道路。即使在现代、当代医药学研究中，仍有研究者在研究的关键阶段挺身而出，志愿试药。

我国第一位诺贝尔生理学或医学奖获得者屠呦呦就在青蒿素研究的关键节点，为验证试验药物的安全性，向所在机构的领导申请，和两位同事一起，服用了试验用药，为青蒿素研究进入人体试验开路。这些伟大医药学家的行为展示了他们崇高的道德境界，也揭示了医药学研究中科学探索与道德进步统一、研究者与受试者统一的规律。因为医药学家的崇高道德境界与他们的科学态度是合而为一的。伴随着医药学研究的严谨、规范发展，研究者与受试者之间的界限逐步分明，同时，通过伦理审查保障受试者安全也越来越受到重视。因为科学探索与道德进步统一、研究者与受试者统一的规律并没有改变。正因为研究者与受试者是统一的，研究机构要组建伦理委员会，使伦理审查成为医药学研究的重要组成部分；研究者要像保障自身安全一样保障受试者安全，主动接受伦理审查、社会监督。正因为研究者与受试者是统一的，不顾及受试者安全、损害受试者权益的研究项目，必然受到社会大众的谴责、质疑、反对。正因为研究者与受试者是统一的，伦理委员会与被审查的研究项目团队共同承担着发展医药学事业的神圣使命。

就伦理委员会而言，要切实做好伦理审查工作，一方面，必须置身研究项目之外，冷静、客观地审查研究项目是否符合伦理规范，是否保护了受试者权益；另一方面，必须对研究项目的整体设计有深入的了解，对其所涉及的理论、方法、技术有明确的认识。置身研究项目之外，客观、冷静很重要；对研究项目的明确认识和深入了解，同样重要。没有对项目的明确认识和深入了解，就不能发现受试者的风险。从根本的意义上说，在伦理审查中，保护受试者安全、发展医药学事业都不是终极的目的，终极的目的是用医药学研究的成果治病救人，提高人的健康水平。笔者认为，这是伦理委员会成员必须具备的整体观念，是医药学研究伦理审查都应当贯彻的基本原则，中医药研究伦理审查当然不能例外。

（二）整体观念是中医药学的本质特征

中医药研究伦理审查的另一个基础和前提是中医药研究。中医药研究伦理审查在认识和遵循医药学研究伦理审查一般规律、原则的同时，还必须从中医药研究的实际出发，认识和遵循中医药研究的规律、原则。整体观念就是中医药研究必须牢固树立的观念和必须坚持的基本原则。

关于整体观念，"普通高等教育'十二五'国家级规划教材""全国中医药行业高等教育'十二五'规划教材"《中医基础理论》是这样界说的，整体观念"体现在人们在观察、分析和认识生命、健康和疾病等问题时，注重人体自身的完整性及人与自然社会环境之间的统一性与联系性，并贯穿于中医学的生理、病理、诊法、辨证、养生、防治等各个方面"[①]。在中医药研究中要不要体现、贯穿整体观念呢？编者没有明确说。笔者认为，应当包括在"等各个方面"之中。因为以发展中医学为使命的中医药研究是中医学的重要内容。中医药研究的基础是对人的生命、健康、疾病的分析和认识，中医学对人的生命、健康、疾病的分析和认识必须坚持中医学的理念、原则、方法，整体观念就是中医学最为基本的理念、原则、方法。在中医药研究中贯彻整体观念，不但是保持中医药的特色、优势，使中医药屹立于人类医药学之林的要求，也是发展中医药，使中医药更好地满足国内外越来越广泛需求的要求。

---

① 孙广仁、郑洪新主编：《中医基础理论》，中国中医药出版社，2012年，第10页。

第二章 中医药研究伦理审查要注重对项目贯彻整体原则的审查

整体观念和辨证论治是中医学的两大基本特征，不可分割，但二者相比较，整体观念更为根本。在一定意义上可以说，辨证论治是整体观念的逻辑展开和贯彻落实。中医学认为，人的生理功能具有整体统一性。人体以五脏为中心，配合六腑、形体、官窍，通过经络的联络，形成了具有结构完整、机能统一的心、肝、脾、肺、肾系统，称为"五脏一体观"。人的物质基础、结构与精神、思想相互依存、相互制约，谓之形神一体观。人的疾病发生发展具有整体性。"有诸内，必行于诸外。"人与自然环境是一个整体。"天地合气，命之曰人"；"人以天地之气生，四时之法成"。人体的生理、病理受地域、季节甚至昼夜时辰的影响。人与社会是一个整体。人生活在社会之中，社会环境、人际关系与人的生理、病理直接相关。"尝贵后贱"可致"脱营"，"尝富后贫"可致"失精"。在这些观念的指导下，形成了养生和对患者所患疾病辨证治疗的整体原则、方法。比如，通过察神、望面、切脉、观舌，认识人体整体、内在的变化；从局部病变认识患者整体生理功能的失调；从五脏的整体联系认识疾病；在治疗上，调节脏腑、形神、经络的相互联系；在养生、康复上，形神共养、形神共调，因地、因时制宜等。

整体观念是在中医学数千年发展中亘古不变的一个铁律，是中医学具有优势、特色的坚实基础，是中医学在维护健康、治疗疾病中效果显著的法宝，是展现在中医药实践活动中的基本原则。这个法宝，中医药研究当然不能丢；这个规律，中医药研究当然要遵循；这个原则，中医药研究伦理审查当然要坚持。

（三）只有坚持整体原则，才能保障中医药研究受试者安全

在中医药研究伦理审查中，切实维护受试者安全，要做的工作有许多，其中，认真审查研究项目是否贯彻了整体原则非常重要。其重要性可以从中药与西药的区别来理解。

与西药比较，中药是复方，具有显著的成分复杂的特点。中药成分复杂，是怎样保障安全、有效的呢？答曰，方剂配伍。中药方剂通过合理组织不同药物，调其偏性、制其毒性，增强或改变其原有功能，消除或缓解其对人体的不良因素，发挥其相辅相成或相反相成的综合作用，使各具特性的群药组合成一个新的有机整体，从而达到治疗疾病的目的。[1]可见，注重整体是中医药安全有效的基础和保障。尽管中药不良反应的发生率远低于西药，但近年来中成药安全性问题受到重视的程度仍在提高。中药安全性问题包括药品不良反应、药品不良事件。药品不良反应是指合格药品在正常用法用量下出现的与用药目的无关的或意外的有害反应；而药品不良事件是指在药物治疗过程中所发生的不良临床事件，这种事件不一定与药物治疗有因果关系。最大限度地减少药品不良反应、药品不良事件，要做的工作很多，包括种植、炮制、患者体质、辨证论治等方方面面，其中，科学研究是基本途径。要开展科学研究，就离不开人体试验，就要切实保障受试者安全。

切实保障中医药研究受试者安全，既有生物医药研究伦理审查的规定，也有中医药研究伦理审查的具体原则、规范。中医药研究伦理审查贯彻整体原则的首要任务是维护受试者安全。但从总体上看，对树立整体观念、

---

① 参见邓中甲主编：《方剂学》，中国中医药出版社，2015年，第17页。

贯彻整体原则的作用尚少有论述，在伦理审查中贯彻整体原则的实践操作尚无章可循。

二、在伦理审查中贯彻整体原则的实践操作

在中医药研究伦理审查实践中贯彻整体原则，涉及伦理审查的方方面面。

（一）审查试验药物是否对"证"

"证"是中医学的一个特定的、基本的概念，是相对"病"而言的。"病"是一个过程，有不同的发展阶段，各个阶段有不同的特点，对疾病发展各阶段特殊性的认识和总结就是"证"。所谓"辨证论治"，就是先认识疾病所处的阶段、分辨疾病的"证型"，再制定治疗的方法。"辨证"与"论治"是紧密相连的整体。中药研究属于治法范畴，治法必须以对疾病所处阶段的正确认识为前提，对"证"之后才能"下药"。离开了对"证"的准确把握，"下"的"药"偏离了方向，就无效，甚至有害。所以在中医药研究伦理审查中，必须审查研究项目中的"药"是否对"证"。"药"不对"证"，研究就没有了意义，何谈受试者安全？显然，在伦理审查中，把住试验药物对"证"关，非常必要，是在根本意义上维护受试者权益，是把住了保护受试者的"总隘口"。因为不对"证"的所谓中药研究，不仅没有意义，还会使受试者面对本可避免的风险。当然，这个"总隘口"，伦理审查是和科学审查共同"把"的。这是笔者强调伦理审查要前移到研究项目策划立项之时，伦理审查要与科学审查形成合力、共同维护受试者权益的立论依据。

当前，在中医药研究中，存在着重"病"轻"证"的倾向，经常可以看到将西医或中医的某种病与中医的某个"证"对应的科研设计，这很不严谨。"证"是疾病发展过程中的阶段性特征。"证"可以存在一段时间，也可以只在短时间内存在。一种病，前几天是一个"证"，几天后发展成了另一个"证"。有些发展快的病，几个小时前是那个"证"，几小时后则是这个"证"，很快又会是另一个"证"。比如"中风"，几个小时就可以由闭"证"发展为脱"证"。这种情况叫作"传变"。中医治疗疾病，对"证"用药，至关重要。辨明了"证候"之后，才有治疗的"法""方""药"，才会有药到病除的效果。使用中药，不能将治疗一种病某种"证"的药用于该病的其他"证"。这是中成药也应在中医师指导下服用的道理，也是不对"证"服用中成药、对照西医的病名用中成药效果不大、无效，甚至有害的原因所在。所以中医药研究必须坚持对"证"原则。这个原则，中医药研究伦理审查必须坚持。就一项研究的当下来说，坚持这个原则，直接关系研究中受试者权益的维护；从长远讲，则关系潜在的许许多多用药人的安全，也关系中成药能否被更加广泛地应用，关系中医药事业的发展。

（二）试验药物方剂配伍是否坚持了整体性

中药方剂治疗疾病安全有效的基础是讲究理法、组方配伍科学。因此，在伦理审查中，不仅要审试验方剂是否对证、治法是否得当，还要审组方配伍是否科学。

首先，要审查"方"是否符合"法"。因为"方"是随"法"出的。汗、吐、下、和、温、清、消、补是中医治疗疾病的常用方法，在这些方法上与患者所患疾病表现的"证"对应下指导着组方选药。无论是选择经方、验方，还是选用特定的药物组方，都必须遵循以法组方、以法遣方、以法类方、以法释方原则。

其次，要审查方剂的君、臣、佐、使关系。科学配伍是组药成方的原则。只有科学配伍，才能增强方剂的整体药力，方剂中的药物才能产生协同作用，才能控制多功用单味中药的发挥方向，才能扩大治疗范围，适应复杂病情，才能控制方剂中药物的毒副作用。所以伦理审查必须审试验药物的方剂配伍是否科学。具体来说，是审查方剂的君、臣、佐、使结构。

（三）审查试验药物的正向作用，防范毒副作用

与西药一样，中药也存在毒副作用。中医药应用具有显著的经验性。尽管中药已经被广为接受，其安全、有效也是不争的事实，但中药的复杂性、人体的复杂性，中药进入人体后的一系列代谢、吸收过程的复杂性远没有被揭示清楚。一方面，效果明显甚至神奇；另一方面，机理尚不够清晰，中医药研究任重道远。在这种背景下的科学研究，尤其要重视经验事实，既要重视试验药物产生的正向作用，更要重视与试验药物直接相关的毒副反应。要特别注意对试验药物正向作用、毒副作用的整体评价，即从整体上思考试验药物正向效应的依据、从整体上查找毒副反应出现的原因。科学审查要这样做，伦理审查也要这样做。

当然，科学审查和伦理审查都要做的事情，二者是有分工和侧重的。防范试验药物毒副作用的伦理审查有别于科学审查之处在于，伦理审查的着眼点是受试者安全，或曰，伦理审查更加注重受试者安全。但需要指出的是，在保护受试者权益上，伦理审查与科学审查是"同盟军"。所谓

"同盟军"，不仅是指二者目的一致，还指二者在方法、途径上可以相互借鉴。伦理审查不是被动地维护受试者安全，而是主动地维护受试者安全，伦理审查不仅注重对是否维护受试者权益的形式层面的审查，而且重视对维护受试者权益的内容层面的审查。主动的伦理审查、注重内容的伦理审查的基本要求就是深入研究项目，审视研究项目的核心和关键环节，其中，尤其要审视项目是否坚持了整体观念、是否贯彻了整体原则。

（四）在伦理审查的重点环节贯彻整体原则

整体原则贯穿伦理审查始终，体现在伦理审查的重点环节上。

在形式审查环节，对项目名称的审查，要注意试验药物与"证"是否对应，是否存在"证"与"病"的混淆、将"证"等同于"病"的问题。比如，"……方剂治疗……病（……证）的人体试验研究"的表述，就是将"……证"等同于"……病"了。这样的题目不严谨，在形式审查时就要明确指出，要求申报者修正。因为这样的表述，违背了中医学"药""证"统一原则。将"证"混同于"病"，必然导致受试者遴选的混乱，不仅受试者安全难以保障，试验的结果也难于评价。

在会议审查环节，坚持整体原则体现在，要审查项目工作基础与下一步研究的连续性，注意询问过往研究中是否发生过不良事件，如发生过，要询问严重程度，是否查明了原因；要审查试验药物的配伍、剂量是否适当。快速审查有别于会议审查，但在坚持整体原则上，要求是相同的。

在审查受试者遴选环节，整体原则体现在，要注重知情与同意的统一，审查受试者是否知晓研究的目的，对参加研究的风险、权益是否充分知情，受试者同意参加试验是否出于自愿；要注重辨证的统一，审查是否坚持了望、闻、问、切四诊合参确定受试者证型，审查是否存在只重视某一诊，忽略兼证，以偏概全的问题；要注重试验组与对照组的统一，审查受试者是否按照盲法随机分配入组等。

贯彻整体原则，伦理委员会主任委员的责任很大。主任委员在组织伦理委员会成员认真、全面听取项目报告，充分听取主审委员对项目的审查意见，听取其他委员意见，听取项目负责人对伦理委员会成员质询的答复，都要注重整体观念。

三、贯彻整体原则与伦理委员会建设

在中医药研究伦理审查中贯彻整体原则，对伦理委员会建设提出了新的要求。

（一）加强伦理委员会自身建设，形成贯彻整体原则的合力

贯彻整体原则，伦理委员会成员统一认识是基础。要提高对伦理审查与科学审查整体统一的认识，要提高在伦理审查中贯彻中医整体观念的认识，要提高落实整体观念与保障受试者安全的认识。

贯彻整体原则，伦理委员会成员的合作是保障。在伦理审查中，要强调分工，更要强调合作。高质、高效的伦理审查与伦理委员会成员各负其责相关，更与成员之间的密切合作相关。不同专业、职业背景委员形成合力，主任、委员、秘书形成合力，形式审查、主审、会议审查、快速审查形成合力，是贯彻整体原则的需要。当前，要研究生物医药研究伦理审查的合力和合力效应，要在伦理审查中形成合力、追求合力效应。要强化对伦理委员会成员各自职责的培训，更应加强成员之间合作素质的培训。伦理委员会成员既能从各自的角度直抒己见，又能思考、理解其他成员的意见，才能最大限度地维护受试者权益。

贯彻整体原则，伦理委员会成员知识、技能的不断完善是前提。近十几年来，伦理委员会成员的学习、培训已经成为伦理委员会建设的常态。这些学习、培训围绕伦理审查的程序设计、展开，介绍审什么、怎样审，普及了伦理审查方法，促进了伦理审查工作。但也必须看到，截至目前，伦理审查培训基本停留在伦理审查的方式方法上。中国的生物医药研究伦理审查发展到今天，应从重形式向重内容、向重形式与内容的统一跃升。要提高伦理审查的实际效果，伦理委员会成员既要把各自专业领域的精湛知识、技能应用于伦理审查，还要掌握与伦理审查相关的其他知识、技能。伦理审查培训要针对不同委员知识、技能的完善设计、组织。伦理委员会成员的学习、培训应针对伦理审查的实际，缺什么补什么。比如，对保护受试者权益相关法律、政策法规不够清晰的中医药专家，应补相关法律、政策法规课；不熟悉中医药知识的西医、化药专家，应补中医药知识课；不熟悉医药学研究的法学、伦理学学者和社区人员，应补医药学知识课。伦理委员会成员素质、知识、技能整体提升了，在伦理审查中的共同语言就多，就能做到"看得懂""问得准""有共识"。这个意见也适用于伦理学专业研究生的培养。近年来，一些硕士研究生、博士研究生以生物医药研究伦理审查为题开展研究，写出了不少高质量的学位论文。这些论文的作者获得学位后加入伦理审查行列，成为伦理审查的生力军。但也要看到，有些论文的作者，知识、技能有欠缺，写出的文章理论与实际相脱节，没有抓住在攻读学位期间"补上短板"的难得机遇。可见，伦理审查专门人才培养，也要注重整体观指导下的个体化，也应缺什么补什么。

（二）伦理委员会主动与科研人员、管理人员携手，形成贯彻整体原则的合力

要提高伦理审查的实际效果，既要在伦理委员会内部着力，加强伦理委员会自身建设；又要整合伦理委员会外部的力。前者，是从伦理委员会职能、从伦理审查与科学研究的区别说的；后者，是从伦理审查与科学研究的相同点、从科学研究的目的说的。因为保护受试者安全也是科学研究人员、科研管理人员的责任。从终极的意义上说，只有科研人员伦理道德意识普遍提高，受试者权益才能得到根本保障。伦理委员会对被审查项目符合伦理规范的设计的肯定，实质上是对科研人员道德的肯定；指出并纠正不符合伦理规范设计的实质，是道德普及。在这个意义上可以说，研究项目接受伦理审查，是科学研究中的道德建设。所以伦理委员会绝不是站在科学研究的对立面开展工作，而是和研究人员一起维护受试者权益，为民众造福。在伦理审查中，伦理委员会不但要充分发挥委员会内部专家、学者的作用，而且要充分肯定研究项目发起者、研究者在维护受试者权益上的作用，促进研究项目发起者、研究者从被动接受审查向主动维护受试者权益转变。在根本的意义上说，伦理审查并不是目的，只是维护受试者权益、促进生物医药研究健康发展的手段。

关于整体原则，还有两点需要指出：第一，中医药研究伦理审查必须坚持整体原则的结论，既可为中医药研究伦理审查提供具体指导，也可为化学药、生物药研究伦理审查提供借鉴，其基本精神具有普遍意义。换言之，人类医药学研究伦理审查的高度与中医药学研究伦理审查的深度是互通的，中医药研究伦理审查不仅以人类医药学研究伦理审查为平台，而且

用自己特有的精彩丰富，发展了人类医药学研究伦理审查。第二，中医药研究伦理审查注重中医思维的结论，也可为化学药、生物药研究伦理审查提供借鉴。因为注重对落实整体原则的审查，在强调中医药研究伦理审查中坚持中医学特有的理念、思维的同时，也强调了在生物医药研究中坚持科学思维的重要性。

第三章　中医药研究伦理审查要注重
审查项目的辨证论治内容

　　辨证论治是中医诊断治疗疾病的基本理论、原则、方法，是中医学区别于西医学的基本特征，是中医药研究的重点和难点，在中医药研究伦理审查中必须给予高度重视。对研究项目的辨证论治内容的审查应是中医药伦理审查的重要内容，也是中医药研究伦理审查的一个显著特征。审查研究项目辨证论治内容的实质，是通过检验项目是否符合中医学规律、理论来保障受试者安全。严格地说，在中医药研究伦理审查中注重对项目临床基础的审查，包含着对辨证论治的审查。因为辨证论治是中医诊治疾病的基本理论、原则和重要方法，重视审查项目的临床基础，必然要重视其中的对辨证论治的审查。所以本章可以看作《注重审查项目的临床基础——中医药研究伦理审查特点研究（一）》[1]的逻辑展开，是对中医药研究伦理审查注重项目临床基础的更为深入的论证。但也必须指出，对项目辨证论治内容的审查又不同于对项目临床基础的审查，区别主要在于，对临床基础的审查强调的是经验和事实，对辨证论治的审查强调的是理论和规律。

---

　　① 张金钟:《注重审查项目的临床基础——中医药研究伦理审查特点研究（一）》,《中国医学伦理学杂志》,2014 年第 4 期。

在伦理审查中，重视经验、事实和重视理论、规律，都非常重要；研究中医药研究伦理审查的特点，在经验和事实层面的研究之后，必然要深入到理论和规律层面。本章旨在揭示中医药研究伦理审查重视辨证论治的必要性和重要性，指出辨证论治审查的基本要求和在实践操作中应当注意的问题。

一、审查辨证论治的内容：检验项目是否符合中医规律和理论

符合规律和科学理论是生物医药研究的基本条件，是伦理审查必须坚持的基本原则。在中医药研究伦理审查中，审查项目辨证论治内容的实质，是检验研究项目是否符合中医的规律和理论。对研究项目是否符合规律和理论的审查，在伦理审查的研究和实践中都已有涉及，就是我们经常强调的伦理审查与科学审查的统一。

在伦理审查中坚持伦理审查与科学审查的统一，是伦理审查领域学者的共识，正在被医药学研究者广泛接受，逐步成为生物医药研究伦理审查的内容。所谓"逐步成为生物医药研究伦理审查的内容"是说，在伦理审查中，还存在着不重视审查项目的科学性的问题，甚至存在着伦理审查无须审查项目科学性的认识。原因有二：一是伦理审查与科学审查统一的理念和原则在实践中落实需要一个过程，不会一蹴而就；二是对伦理审查与科学审查统一性的说明还不是十分清晰。笔者认为，第二方面的原因更为重要。应当说，在现实的伦理审查中，在坚持和贯彻伦理审查与科学审查的统一上，"是什么""为什么""审什么""怎样审"的问题并没有彻底解决。我们的讨论就从伦理审查与科学审查统一"是什么"和"审什么"进入。

在伦理审查中，伦理审查与科学审查统一的内涵，是从伦理的角度审查研究项目的科学性，即审查研究项目是否符合规律、是否符合科学理论，所以坚持伦理审查与科学审查统一，就是坚持伦理审查的科学原则。科学规律、理论是科学研究的重要基础。尽管符合规律和科学理论并不等同于符合伦理，但符合规律和科学理论却是符合伦理的前提，只有以规律和科学理论为基础的研究项目，才可能符合伦理。

在中医药研究伦理审查中，怎样贯彻科学原则呢？一个非常重要的标准，就是审查项目中的辨证论治内容。辨证论治是分辨患病的人的不同体质、所患疾病的不同病机，因人、因时、因地，采用相应的方法治疗，包括八纲、脏腑辨证等。

当前，在对中医药研究坚持科学原则内涵的理解上，仍存在简单化和片面性倾向。简单化、片面性倾向的突出表现，就是将中医的辨证论治等同于西医的诊断治疗，将中医药研究西医药化、用西医药研究中的相关理论、技术审视中医药研究。毋庸讳言，在中医药研究中，借鉴、引入西医药的理论、方法，借鉴、引入西医西药的相关技术，是必要且重要的，已经成为中医药研究的基本原则和成功经验。但是借鉴、引入的目的是从西医药的角度说明、证明中医中药的科学性，绝不是放弃中医药的本质属性和自身的科学特征，绝不是将中医药归结为西医药。质言之，借鉴和引入本身并不是目的，而是实现、强化中医药特征的方法和手段。在中医药研究中借鉴、引入其他学科的方法、技术的目的是在借鉴、引入中消化、吸收，揭示中医药的复杂性、规律性，保持和发扬中医药的优长，使中医药更好地实现其特有的治疗疾病功能，更好地为人民群众造福。

对此，许多西医也明确指出过。担任过法国外交部部长、法国卫生和社会保障部部长的菲利普·杜斯特－布拉齐医生，在以法国外交部部长身份参加中法两国签署《关于在中医药领域合作的协议》的讲话中指出，中国的"传统医学延续了复杂性特点，坚持个体差异，根据病人特定情况确诊病情，最终使中医复杂的治疗方法保留下来。对这种治疗方法来说，行医者的经验尤为重要……中医药要想在世界得到应用，需要引进质量和安全准则，借鉴现代医药的标准。中医药的复杂性不应被曲解，那正是它的魅力所在。应将所有的中医治疗组合作为一个整体来研究。药典不是中医药的全部，我们还要掌握望闻问切、针灸、按摩和其他的治疗方法"①。

在中医药研究中，我们要遵循西医药研究的一些理论、方法，要遵循与西医药相关的科学技术，这是当代中医药研究科学性的重要体现；但同时，我们也要甚至更要坚持中医药自身的理论和原则，这是中医药研究科学性的基本要求。中医药研究可以现代化，应当具有当代特征，但不能背离自己与生俱来的本质属性、科学特征。这绝不是狭隘和保守，恰恰是中医药发展所需要的，展示了中医药的博大和研究者的宽广胸襟，揭示了中医药发展的规律。

辨证论治作为中医药科学性的重要内容，其思想基础是从实际出发，通过对具体问题的具体分析，解决具体的问题。在临床上，辨证精准、组方精要、效果显著，体现了一代代中医大师高超精湛的技能和严谨的科学态度、科学精神，是中医药学科学性的有力证明。需要指出的是，辨证论治作为中医学的精髓，不仅贯穿于中医药临床，而且贯穿于中医药研究；不仅是中医药临床的规律、原则，而且是中医药研究的规律、原则。中医

---

① ［法］菲利普·杜斯特－布拉齐：《一位西方人眼中的中医药》，《人民日报》，2007 年 7 月 5 日。

药研究是通过总结和凝练中医临床经验，按照中医学的理论和规律，说明具有典型意义的证候与治疗原则、方法、方剂之间的内在对应关系，提出并实现将某种方法、方剂广泛应用的途径。在这个过程中，临床经验从个别上升到了一般，实现了一定的质的飞跃。但在上升和飞跃的过程中，必须始终保持中医学本质的规定性，始终坚持辨证论治的理念和方法。实践证明，按辨证论治组方、组穴，遵循辨证论治原则设计试验方案、选择受试者，是中医药临床研究的重要保障。

二、审查辨证论治内容的目的是保障受试者安全

在中医药研究伦理审查中，对项目辨证论治内容的审查属于对项目科学性的审查，其目的却不是检验项目的科学性，而是为了保障受试者的安全。

最大限度地保障受试者安全，是中医药研究伦理审查与西医药研究伦理审查共同坚持的原则。中医药研究伦理审查的职责，就是为受试者安全把关，和研究机构、研究人员一起保障受试者安全。由于中医药研究与西医药研究之间存在着的差异，在伦理审查的具体内容上，中医药研究伦理审查是有自身特点的。笔者在《注重审查项目的临床基础——中医药研究伦理审查特点研究（一）》中曾指出，中医药研究所具有的坚实的临床基础是受试者安全的重要保障，对项目临床基础的审查是中医药研究伦理审查的重要内容。文章论证了中医药研究的临床基础是保障受试者安全的事实根据。其实，在中医药研究中，为受试者安全提供保障的，不仅是古人、今人诊疗经验的事实证明，而且包括贯穿在古人、今人诊疗经验之中的中医学规律、理论的证明。事实是有力的，规律和理论指导下的事实就更加有力。所以中医药研究伦理审查要重视事实，要审查项目的临床基础，更要重视中医规律，要审查临床试验是否符合中医理论；关于中医药研究伦理审查的研究，要揭示临床事实之于保障受试者安全的意义，更要揭示中医药理论、方法之于保障受试者安全的意义。对辨证论治内容的审查，就是审查研究项目是否符合中医理论和方法；其目的，是从辨证论治的视角审视人体试验研究受试者是否安全。

在生物医药研究中，安全不等于有效，但有效必须以安全为前提，有效必须安全。药物一旦进入人体，由体外物质转化为体内物质，加入人体的物质循环、能量代谢后，既可以发挥治疗疾病的作用，也可能对人体造成损伤。所以提高药物治疗疾病的作用，尽可能地减少其对人体造成的损伤即降低毒副作用，是医药研究的重点和难点，是中医药研究与西医药研究共同面对的问题。但是在解决这个问题的具体途径上，中医药研究却迥然有别于西医药研究，走的是不同于西医药研究的路。具体说来，西药研究走的是设计在先，从海量的化合物中筛选，寻找结构稳定、治疗人体疾病作用明确的物质，通过动物试验、人体试验验证，逐步搞清药物正、副作用的"路"；中药走的却是总结临床经验在先，再应用科学技术方法，对在长期的临床治疗中证明安全、有效方剂的深入研究，形成对药物的全面认识，扩展用药范围的"路"。简单说，西药研究是研究在前，临床在后，探索性凸显；中药研究是临床在前，研究在后，继承性凸显。二者比较，一方面，由于中药内在组分及相互作用极为复杂，药效、毒理学研究难度大，与西药结构清晰、作用途径明确的标准化研究相比，中药研究在许多方面还存在较大的差距；另一方面，相对于西药研究，中药研究以临床为基础，其安全性、有效性在研究前就得到了证明，又有着得天独厚的巨大优势。具体到药物研究中的受试者保障上，中药研究以中医理论指导下的长期临床应用为基础，是明显优越于西药研究的。

当然，优越并不是没有风险。中药研究人体试验的风险除了药物研究的一般风险外，还存在着与中医药研究特殊性有关的风险。我们必须给予高度重视。中医药研究源于临床经验，在临床上，中医师通过辨证论治为患者开出的由不同饮片组成的处方，相对于西药，针对患者的病症的特殊性强，在一定意义上说，都是一个"新药"。而中药研究的基本方式是将针对一人证候的一个方剂，上升到针对多人同一证候的同一种药。用历史的眼光看，中成药的研发，是受中医师为巩固对某一患者治疗效果专门为其配制的长期服用的药物启发推演而来的。逻辑推理的过程是，既然为某一患者配制的长期服用的药物是安全有效的，那么可不可以制备一种能够治疗具有相同证候的某一类患者的安全有效的药物呢？这个逻辑推导在实践中得到了证实，其成果就是中成药。中成药研究的目标，是实现从中药临床应用的个体安全向群体安全有效的过渡。严格地说，这中间是存在着一定的或然性和风险，最大的风险就是人体试验中受试者服用药物后出现意外的毒副反应。

中医药研究伦理审查的职能就是防控受试者风险。而要提高防控受试者风险的针对性，就必须从中医药研究的实际出发，把握中医药研究的特点和优势，认真检查研究项目的中医临床的事实基础，认真检验研究项目的中医理论基础。对研究项目辨证论治审查的直接目的，就是检查研究项目中人体试验的安全性有没有中医理论的保障。

在中医临床的一人一方一药的个体化治疗中，安全有效的基本保障是辨证论治。中成药研究将针对一人证候的一个方剂，上升到针对多人同一证候的同一种药物，实现了从个别到一般、从个性到共性、从特殊到普遍的转变，但万变不离其宗，这个"宗"就是辨证论治。坚持了辨证论治，中药才安全、有效。否则，证候不明，辨证有误，治疗上"法""方""药"都会出问题，不但治疗无效，还会加重病人的痛苦，甚至带给病人危害。

这里，有必要提及日本违背辨证论治使用中药的一个教训。1990年，在大量研究的基础上，日本厚生省宣布了现代医学、药学对小柴胡汤的再评价方法，确认了小柴胡汤的安全、有效。1994年，厚生省对小柴胡汤改善肝病患者肝功能障碍的功效予以认可，收入了日本药典。很快，小柴胡汤成为日本治疗肝病的首选药物，可以贯穿肝病治疗全程，出现了百万肝病患者同服小柴胡汤的盛况。可是，两年里，有八十八名慢性肝炎患者因服用小柴胡汤出现了间质性肺炎，并有十例死亡。厚生省立即发出紧急通知，在日本民众中引起强烈的负面反响。小柴胡汤在日本经历的跌宕起伏，说明辨证论治使用中药是不可违背的规律和基本原则。小柴胡汤不可能适用于所有肝病患者，也不可能适用于某一患者病程的始终。[1]事实上，张仲景早就提出了小柴胡汤以辨证为基础的几种加减法：太少合病，合桂枝汤用之；和阳明并病，予大柴胡汤表里双解；误汗而致邪遏不停，柴胡桂姜汤温化宣达；误下热结阳明而少阳仍不解，柴胡芒硝汤和解通结；胸中有热，胃内邪踞，腹痛欲吐，黄连汤清上温下；误下邪陷，滞碍枢机，腹满烦惊，柴胡龙牡汤和解镇惊、扶正祛邪。

显然，日本在应用小柴胡汤上的失误，原因就在于忽略了中医辨证论

---

[1] 参见贾谦、杜艳艳、段黎萍:《日本小柴胡汤事件》,《中国药业》,2002年第5期。

治这个精髓。针对一人证候的一个方剂与针对多人同一证候的同一种药物，都要遵循中医辨证论治的规律和原则。中成药安全有效、方便患者服用的前提，仍然是辨证论治。中成药研发、应用绝不能弱化辨证论治。在中医诊疗实践中，个体化是不能违背的基本原则，同一经方、验方在不同个体的应用是有差异的。而中成药研究的本质虽然是忽略患者个体差异，通过对特殊性的概括，确定、证明普遍性。但特殊性中包含着普遍性，普遍性就存在于特殊性之中。作为一种中成药，其治疗多人同一证候的普遍性仍然具有显著的特殊性，其应用范围仍然是特殊的人群。但也必须看到，中成药研发毕竟实现着中药应用从个体向群体的扩展。所以人体试验对中药普遍应用的安全性、有效性的证明是非常必要和重要的。要高度重视对项目辨证论治和临床应用效果的审查，通过审查辨证论治和临床应用效果，最大限度地保障受试者安全；即使通过试验检验被证明是安全、有效的中成药，在临床应用上，仍然要坚持辨证论治原则，患者用哪种中成药，怎样用，还要根据患者的证候，不能盲目地用，用药后，仍要根据患者情况辨证，坚持中病即止、随证加减，而绝不能僵化地常年服用。

三、审查辨证论治内容的实践操作

对辨证论治的审查事关受试者安全，意义重大，是中医药研究伦理审查的一个基本原则。有了这个认识，实践操作上是否就没有问题了呢？还不是。正确的认识、原则在实践中贯彻还必须解决怎么做的问题。辨证论治，既是中医药的特点、优势，又是制约中医药研究，乃至中医药发展的瓶颈。在这个背景下，在中医药研究的伦理审查中，重视和实施对辨证论治的审查，意义尤为突出。

中医药研究的伦理审查

（一）对辨证论治内容的审查，要纳入中医药研究伦理审查标准操作规程

伴随着中医药事业的发展，中医药研究水平在不断提高，规模和数量在不断扩大。中医药研究不仅在中医药机构进行，而且进入了西医西药机构；不仅在国内扎实有序开展，而且向国外扩展，正在加入国际医药研究的大循环。伦理审查必须与中医药研究发展同步。当前，在解决伦理审查发展不平衡问题的同时，要重点研究中医药研究伦理审查的特殊性，要在生物医药研究伦理审查的平台上，总结中医药研究伦理审查实践，建立适用于中医药研究伦理审查的规范体系。目前，国内中医药研究机构的伦理审查标准操作规程，基本是沿用西医药研究的伦理审查标准操作规程，满足了生物医药研究的一般要求，却没有充分反映中医药研究的特殊性和保障中医药研究受试者安全的特殊要求。笔者认为，完善中医药研究伦理审查标准操作规程，使之更加符合中医药研究实际、更有效地保障受试者安全的任务应当提上日程，而强化对研究项目辨证论治内容的审查就应当成为一个重点。

对辨证论治内容的审查应当进入会前审查。在伦理审查会议之前，主审委员要将对辨证论治内容的审查作为一个重点，主审委员的审查意见表要反映辨证论治审查的情况。在伦理审查会议上，审查项目的辨证论治内容应成为一个重要程序。研究者要向会议报告药物或其他治疗方法所对应的证候；药物研究要报告药物组方、配伍依据，针刺、艾灸研究要报告穴位选择的依据。主审委员要向会议报告对项目辨证论治内容的审查意见。在会议的讨论环节，与会委员要形成对药物、针灸等治疗方法对应的证候

是否明确、治疗思路是否正确、方法是否得当、组方配伍是否严谨的意见，对辨证论治的审查意见要成为表决的内容。在项目快审、复审中，必须审查有关的辨证论治内容。跟踪审查也不能忽视辨证论治内容。

（二）在保护患病受试者安全的审查上，要坚持证候标准，要审查既往临床应用证候与研究中患病受试者证候是否一致

需要指出的是，目前，许多患病受试者在接受中医治疗前已接受过西医的诊断治疗，或同时接受西医治疗，中医药研究中也存在中医与西医对照的情况，而有些研究项目本身就是中医药结合的研究。在与之对应的伦理审查中，都要检查是否强调了受试者选择的证候标准。在现实的中医药研究中，既要辨病，更要辨证，坚持中医证候标准尤其重要。要防止将中医的证候等同于西医的病名，更要防止用西医的"病"代替中医的"证"。在对《知情同意书》的审查中，也要检查有关辨证论治的内容。既要审查有无对项目辨证论治内容的细致表述，也要审查对辨证论治的表述是否通俗。

（三）对辨证论治的审查，要重视理法方药的内在逻辑关系

认识病人的证候，在"辨证"的基础上"论治"，进而确定治疗疾病的方法，才能降低作为受试者的病人的风险。所以在对辨证论治内容的审查中，既要重视"理"与"法""方""药"的相互联系，也要重视中医多种治疗方法在试验中的联合应用、协同效应。在药物研究中，既要审查试验中药与安慰剂的对照，也要审查试验中药与针、灸、药、刺络、拔罐的对照。在现实的医疗活动中，患者在接受中医药治疗的同时接受西医药

的治疗，中药与西药联合应用很常见，而中西药配伍的研究还不完善，证明中医药有效性的研究设计应采取排除西医药影响的方案。有些研究，为保护患病受试者安全，必须以西医药治疗为基础治疗。在这种情况下，审查辨证论治内容时，在分析中医药治疗与西医药治疗的协同作用的同时，特别要重视中药与西药联合应用可能给受试者造成的危害。

（四）对辨证论治的审查，要充分发挥熟悉项目研究内容的中医药专家的作用

辨证论治作为中医的基础理论、中医临床的基本原则和重要方法，学界没有任何异义，但辨证、论治的具体内容比较复杂，且存在着不同的学派和学术见解。在临床应用中，人们对辨证论治理论、方法的理解和表述也存在着差异。面对这种情况，为保障对项目辨证论治审查的针对性和实效性，必须加强伦理委员会成员的审查能力建设。会前，要聘请对研究项目所涉及中医临床、中医基础领域见长的专家担任项目的主审；必要时，还可以就有关内容请教专家、学者。同时，要加强对非中医药专业背景的伦理审查委员的中医药理论、方法培训，提高伦理委员会对辨证论治的审查的整体水平。

（五）在强调审查辨证论治内容的同时，要注重审查项目的其他内容，形成伦理审查的合力，防止片面性

比如，注重和细化对项目辨证论治的审查属于科学审查的重要内容，是中医药研究伦理审查的特殊内容，但并不是科学审查的唯一内容。所以在审查中，既要重视对项目辨证论治的审查，也要重视对项目是否符合一

般药学理论、方法、技术的审查。再如，在注重和细化对项目辨证论治审查的同时，也要注重和细化对项目的中医临床经验和事实的审查。只有这样，才能全面构筑起维护受试者安全的堤坝，最大限度地保护受试者安全。

可喜的是，对研究项目辨证论治内容的审查，已经体现在一些伦理审查中。我们要通过总结经验和深入研究，不断完善、深化对中医药伦理审查特殊性的认识，为提高中医药伦理审查工作的整体水平、提高中医药研究的水平做出贡献。

第四章　对包含现代科技内容
中医药研究的伦理审查

中医药现代化给中医药研究伦理审查带来许多新问题，其中包括对项目包含的现代科技内容的审查。在伦理审查实际操作中，存在着伦理委员会成员对项目中现代科技内容不熟悉和简单照搬西医药研究伦理审查的问题。审查现代科技内容应坚持保障受试者安全、注重中医基本理论、注重中医药临床效果三原则，应加强与之相对的体制、机制建设。

应用包括现代医学在内的现代科学技术的理论、方法，是当代中医药研究的一个基本特点。与之相对应，在中医药研究的伦理审查中，经常会面对被审查项目中包含着一些中医药之外学科的理论、方法、技术。这些理论、方法、技术的应用使被审查项目的研究表现出复杂性，对以保障受试者安全、维护受试者权益为宗旨的伦理审查，提出了许多新问题。梳理、思考中医药研究伦理审查中有关现代科技内容的问题，提出审查现代科技内容时应注意的事项和应该坚持的原则，不仅关系伦理审查的规范发展，而且事关中医药研究乃至中医药事业的发展。

一、中医药现代化与中医药研究伦理审查

中医药正经历着从传统中医药向现代中医药的过渡，其重要内容是将现代科学的理论、方法、技术应用于中医药基础研究和临床研究。其中，诸多研究包括人体试验，必然引发与之对应的中医药研究伦理审查。

（一）引用现代科学的理论、方法、技术是中医药研究的一个趋势

中医药在疾病预防、诊治、康复中的作用，举世瞩目。诸多中医药研究的成果应用于临床，展示着中医药维护健康、促进健康的强大力量。无论是中医基本理论研究、中药单体化学成分提取研究、中药复方效应机理研究、针刺艾灸穴位按摩的作用机理研究、中药制造工艺研究，还是中医治未病研究、中医适宜技术普及研究，都有一个显著的特征，即应用现代科学技术。

以中药研究为例。从中医的内在逻辑说，中药是中医的重要组成部分，中医包含着中药，中药现代化即是中医现代化。这是中药学有别于西药学的本质特征，也是中药学的优势所在。进入 21 世纪以来，中药研究发展速度快、效果显著，通过中药理论现代化、中药质量标准和规范现代化、中药生产技术现代化，优质、高效、安全、稳定、质量可控、剂型服用方便的现代中药，在维护中国人民健康上发挥了不可替代的作用，有些中成药品种已经达到了国际主流市场的标准，为世界上越来越多的人认同和使用。

与中医药研究现代化同步，中医药研究的伦理审查也在规范发展，其中，就包含着对中医药研究项目中现代科技内容的审查。

(二) 审查现代科技内容中存在的问题

当前，对研究项目中现代科技内容的审查，既积累了一定的经验，也存在着一些问题，问题主要表现在两个方面。

第一，伦理委员会成员对被审查项目中现代科技理论、方法、技术不熟悉。这主要是因为，中医药现代化研究需要新理论、新技术，中医药的诱人魅力也吸引着其他学科研究人员的加盟，新理论、新技术应用于中医药研究已经成为常态。尽管中医药研究伦理审查委员会是按照相关规定组成的，并针对被审查项目确定参加审查会议、主审委员人选，但其主体毕竟是中医药领域的专家学者，现代科技知识、技能是其弱项，委员会成员中相关学科专家往往也难以与被审查项目准确对接。

第二，套用甚至简单照搬西医药研究的伦理审查。笔者曾多次强调，中医药研究的伦理审查要在坚持生物医药研究伦理审查基本原则和方法的基础上，紧密结合中医药研究的实际，强化中医药研究伦理审查的原则和方法。在审查包含现代科技内容的中医药项目时，同样要从中医药的实际出发，坚持中医药研究伦理审查的原则和方法。因为中医药研究中的现代科技理论、技术是为中医药研究服务的。但是在中医药研究伦理审查的实际操作中，自觉贯彻中医药研究伦理审查的原则和方法，并不容易。对包含现代科技内容的项目的审查，就很容易重视现代科技的理论、方法、技术，忽略中医药研究的特点。结果就像审查西医药一样审查中医中药。这说明，人们对项目现代科技理论、技术与中医药研究的关系存在模糊认识。在中医药研究中引入现代科技的理论、方法，在本质上是"本"和"用"的关系。中医药研究为"本"，现代科技的理论、方法为"用"。现代科技的理论、方法必须服从、服务于中医药研究，而不能改变中医思维、中医理论。

要从发展中医药事业的高度思考对项目现代科技内容的伦理审查。发展中医药事业，对传承与创新的关系要有清醒的认识。传承是发展中医药事业的基础和前提，创新是传承的手段，绝不是目的。只有在传承中创新，在创新中传承，才能发展中医药事业。笔者曾在《在伦理审查中彰显中国文化——中医药研究伦理审查特点研究（三）》中指出："中医药研究伦理审查要为人类生物医药研究伦理审查做出应有的贡献，必须从中国的实际出发，彰显两个'中'，一是中国，二是中医药。中医药研究伦理审查的价值、特点都与中国、中医药直接相联系，是中医药研究伦理审查必须坚持的两个重大实际。"[1]维护受试者权益与发展中医药是统一的。要站在中医药发展的角度思考对现代科技内容的审查。在这个背景下，要明确认识中医药研究中"本"和"用"的关系。中医药基本理论是"本"，现代科技内容是"用"。中医药研究中应用现代科技内容的目的是发展中医药。审查项目中的现代科技内容，目的是保障受试者安全、维护受试者权益，最终目的是发展中医药事业，造福于社会大众。

二、审查现代科技内容的基本原则

（一）注重保障受试者安全

毫无疑问，审查中医药研究项目中包含的现代科技内容，目的是保障

---

[1]　张金钟:《在伦理审查中彰显中国文化——中医药研究伦理审查特点研究(三)》,《中国医学伦理学》,2015年第5期。

受试者安全。

中药研究是中医药现代化的重要内容。以中药剂型研究为例。煎剂、丸剂、散剂、膏剂、丹剂是古代中医师在数千年的临床实践中探索、总结而成的，具有坚实的安全保障。在中药新剂型研究上，颗粒剂、水丸、滴丸、肌肉注射剂、静脉注射制剂都是以现代科学技术为依托的。无论是口服的剂型，还是肌肉注射制剂、静脉注射制剂的研发，都涉及人体试验，而伦理审查要做的，就是牢牢把住人体试验中的受试者安全关，包括使用现代科学技术对制剂质量、药效的影响。

党和政府高度重视药品创新研究中包括受试者安全在内的安全问题。中共中央办公厅、国务院办公厅于2017年10月印发的《关于深化审评审批制度改革鼓励药品医疗器械创新的意见》（以下简称"中办、国办鼓励药品医疗器械创新的意见"）第十一条明确规定："严格药品注射剂审评审批。严格控制口服制剂改注射制剂，口服制剂能够满足临床需求的，不批准注射制剂上市。严格控制肌肉注射制剂改静脉注射制剂，肌肉注射制剂能够满足临床需求的，不批准静脉注射制剂上市。大容量注射剂、小容量注射剂、注射用无菌粉针之间互改剂型的申请，无明显临床优势的不予批准。"包括中药注射剂审评审批在内的几个"严格控制""不批准"，充分彰显了维护受试者安全的制度保障。当然，"严格控制""不批准"只是限定了苛刻的条件，并非简单的"一刀切"。对口服制剂不能满足临床需求、注射制剂具有显著优势的药物研究，对静脉注射制剂明显优于肌肉注射制剂的药物研究，仍然是需要的。但很显然，肌肉注射剂、静脉注射剂研究对技术、工艺的要求更高，选择最佳的技术、工艺至关重要。技术、工艺能否保障药物质量的稳定性，要通过受试者服用药物来验证。而受试者安全乃至药品广泛应用后的病人安全，都要靠先进的技术、工艺来保障，伦理审查的职能就是通过对技术、工艺的审查维护受试者安全。

（二）注重中医基本理论

审查项目的现代科技内容，须注重对中医基本理论的审查。注重对中医基本理论的审查，既是中医药研究科学审查的原则，也是伦理审查的原则。与在中医药现代化研究中坚持中医思维、中医理论、中医方法是为了秉持、恪守中医的科学性所不同，在伦理审查中，坚持中医基本理论的目的，是最大限度地保障受试者安全。最大限度地保障受试者安全，是中医药研究与西医、西药研究都必须坚持的基本原则。但是在保障受试者安全的途径上，中医药研究有自己的特殊性，其特殊性就是坚持中医的基本理论、基本方法。

拿中药复方研究来说。中药药理和西药有着本质的不同。西药基于"一个药物、一个靶点、一种疾病"的科学技术理念，在新药研发指导思想上，要求药物严格针对疾病或临床症状，必须有明确的临床适应症定位。在药物质量控制上，强调化学药物的单一成分，通过控制药物成分的质和量实现对药物的质量控制。当药物是两个以上成分时，必须阐明全部成分的药效、各个成分的相互作用对药效的影响。中药复方研究则基于中医整体观念、辨证论治理论和中药理法组方成药，中药的特点是复方，成分复杂。西药是化学小分子，可以进入细胞膜杀伤病变细胞，作用的目标是细胞乃至更细微的物质；而中药是生物大分子，很难进入细胞膜，作用的是人的经络。既然中药作用的目标是经络，中药研究的基本遵循必须是经络理论。中药研究应当现代化，应当从自身需要引进现代科技的理论、技术，但绝不能偏离，甚至舍弃中医药的理论和原则。如果舍弃经络理论，或将经络与生物学、化学简单比对，甚至将经络归结为生物学、化学联系，从表面上看是困难程度大，不能说明中药作用机理，在本质上看是削足适履，背离了中医药研究的方向。坚持中医的基本理论是现代中药研究必须遵循的基本原则。现代中药研究可以引入现代科学技术的理论、技术，但现代科学技术的理论、技术的应用绝不能偏离中医基础理论。这既是中医药研究的原则，也是中医药研究伦理审查的原则。因为中医基础理论、病症与方药对应的有效性是受试者安全的基本保障。

再以中西医结合的研究为例。中西医结合在疾病预防、治疗、康复中的作用已经充分彰显，中西医结合研究已经取得了许多成果，前景广阔。中西医结合是一个十分宽广的领域，内容非常丰富。就中西医结合理论研究和临床应用的视角、研究者的理论和技术背景而言，实际上存在着以中医为主的中西医结合、以西医为主的中西医结合两大领域。以中医为主的中西医结合，是以中医为本、西医为用；以西医为主的中西医结合，则是以西医为本、中医为用。尽管这两个领域的中西医结合都以疾病的预防、诊断、治疗、康复为目的，但二者的视角、侧重点、优势却有很大区别，甚至存在本质的区别。以中医为主的中西医结合应归之于中医研究，是中医研究的分支；以西医为主的中西医结合则应归之于西医研究，是西医研究的分支。鉴于本章研究的是中医药研究伦理审查的特点，故分析的是在中医理论框架之内的中西医结合，即以中医为"本"、西医为"用"的中西医结合。

中医为"本"，即以中医思维、中医基本理论、中医基本概念、中医基本原则和体系为本；西医为"用"，属于在中医药研究中引入现代科学技术。比如，中医的基本概念"证"。"证"既不同于"病"，也不同于"症"。"证"是对疾病发生发展过程中不同发展阶段病理状态的归纳，是对不同阶段疾病特殊性的认识。"证"从属于疾病的基本矛盾。在同一种疾病的发生、发展过程中存在不同的证型，而不同的疾病也可以出现相同的证型。同病异治、异病同治，讲的都是根据病人的"证"确定治疗方法。可见，只有正确地"辨证"，才能确定正确的"法""方""药"，才能收到预期的治疗效果。这不仅是中医药研究科学审查的基本原则，也是中医药研究伦理审查的基本原则。对包含着西医理论、技术的中医研究的伦理审查，必须注重审查项目所依据的中医理论、方法，注重从中医的角度审查有关的西医理论、技术在研究中发挥的作用，特别要审查西医理论、技术的应用是否违背了中医的基本理论，这是保障受试者安全的逻辑基础。

中医药与以现代科技支撑的西医药分属不同的理论、技术体系。不得不承认，面对庞大的现代科技支撑的西医药体系和标准，中医药的弱势地位是比较明显的。在这种情况下，在中医药研究中坚持守正创新，坚守中医理论、方法，尤其必要和重要。绝不能在中医药现代化的过程中放弃中医思维、中医药的理论和方法。在守正的基础上创新，不仅是发展中医药的思维方式意义上的正确判断，而且是发展中医药的道德价值意义上的正确判断。中医药应当现代化、国际化，但绝不能在中医药现代化、国际化的过程中放弃中医的理论、方法，绝不能放弃中医药文化，绝不能放弃中医药优越的中华文明话语体系。可喜的是，中医药在解决包括传染病防治在内的重大健康、疾病问题中发挥的显著作用已为世人瞩目。中医学已经纳入了《国际疾病分类第十一次修订本（ICD—11）》，中医学的病、证正在成为国际"通用语言"。2019 年，中医药已经传播到世界一百八十三个国家和地区。中医药的国际合作，境内境外全方位、多角度、宽领域、高层次合作的格局正在形成。[①]这是国际社会对中医药安全性和有效性的充分肯定，其中逻辑地包含着对中医理论的认同，也是对在中医药研究伦理审查中注重中医基本理论的有力支持。

（三）注重中医药临床效果

中医药的有效性是其存在、发展的坚实基础。中医药研究的一个显著特点，就是以临床的有效性为基础。这既是中医药研究科学审查的原则，也是中医药研究伦理审查的原则。在现当代中医药研究中，用现代科技的理论、方法探索中医药有效性的内在机理，是重要思路和宽广领域。但是用现代科学技术的理论、方法探索中医药有效性的内在机理，不管是对中药成分、药效、药理、安全性等科学数据的分析，还是通过对中药的声、电、热、光、核及生物化学的技术分析，都应围绕证实中医药的疗效，揭示中医药有效性的内在机理开展。

以王喜军教授整合中药血清药物化学与代谢组学研究方法创建的中医方证代谢组学（Chinmedomics）为例。中医方证代谢组学是在方–证对应并显效的前提下，从口服中药后的含药血清中发现中药体内直接作用物质，发现与临床疗效相关、体现方剂配伍、来源于组成药物的真实药效物质基础。研究成果之所以受到国内外同行的广泛关注与应用推广，就在于从中医药的治疗效果出发，以证候为切入点，以方剂为研究对象，利用代谢组学技术从内源性小分子代谢层面表征证候代谢轮廓并发现证候标记物，以

---

① 参见王君平：《书写中医药传承创新发展新篇章》，《人民日报》，2019年10月24日。

代谢轮廓和标记物为参数精准评价方剂治疗效应；在方剂表达疗效状态下，采用一体化研究，以中药血清药物化学方法分析鉴定有效状态下方剂体内的显效成分，并将其与内源性证候标记物相关联，发现与证候标记物轨迹变化高度关联的方剂体内成分作为药效物质基础，并阐明其作用机制，从而解决中药创新药物设计、质量标记物发现、方剂配伍规律研究及经典名方与中成药二次开发等理论与实践问题。介绍中医方证代谢组学的论文，已被评为中国工程院院刊 *Engineering* 2015—2019 高影响力论文的唯一中医药领域研究论文。*Nature* 主刊曾对中医方证代谢组学进行报道，认为王喜军教授开创了一种能够沟通现代生物学与传统中医学的"语言"，让传统中医不再自洽于封闭的理论体系中，实现与现代科学的"对话"。[①]笔者认为，"沟通现代生物学与传统中医学的'语言'"，讲述的中医药的理念、理论、方法和显著的临床效果，中医学实现的"与现代科学的'对话'"，要证明的也是中医药的治疗效果。

必须指出，证实中医药治疗效果的研究，不仅是发展中医药的需要，也是保障受试者安全的需要。与之对应的伦理审查，当然要审查中药血清药物化学与代谢组学技术的安全性，即审查受试者口服中药后血清学检查的安全性，但同时要审查基于临床效果的受试者证型与方药是否严格对应、审查受试者所服用中药的方剂配伍规律、审查试验药物对健康受试者健康的影响、审查试验中对照组受试者的安全。切不可将血清药物化学、代谢组学技术与基于临床效果的中药试验过程和临床效果分割开来。

如果在现代技术与药物的临床效果之间比较，临床效果永远是第一位

---

① 参见常毓滨、李丽云：《中医药领域唯一！黑龙江中医药大学王喜军专论入选 *Engineering* 高影响力论文榜》，《科技日报》，2021 年 1 月 30 日。

的。在中医药研究中，无论引进的现代技术多么先进，都必须服务、服从于中医药的临床效果，而不能成为发展中医药的桎梏。日本发展中成药的成功经验值得我们借鉴。日本是新药研发和制药的强国，在新药审批上与欧美相似，非常严格。但是日本对中成药的审批却有特殊的规定。日本厚生省允许四百四十个经典中药复方成药作为药品上市和临床使用。日本鼓励应用现代药物临床疗效评价标准评价中成药，鼓励从现代医学的角度说明中药复方的临床价值，但不苛求中成药药效物质清楚。之所以不强求药效物质清楚，就在于经典中药复方具有显著的临床治疗效果基础，就在于尚没有准确说明中药复方药效物质的科学技术。在全国政协十三届四次会议上，有专家建议建立中药新药审批的"绿色通道"，研究并落实依规豁免中药新药临床前安全性研究、部分临床试验的机制，例如具有广泛人用经验的常见病中药新药可豁免第三期临床试验，部分中药新药临床前长期毒性试验周期，可适度放宽标准。这是中医药研究、中医药研发管理的基本原则，也是对包含现代科技内容中医药研究伦理审查的基本原则。应从基于中医理论的中医药临床效果的角度审查现代科技内容，而不能从现代科技的角度和标准审视和评价中医药。

三、审查现代科技内容的体制机制保障

在审查中医药项目的现代科技内容时，强调和强化"三个注重"，意在防止现代科技内容喧宾夺主，甚至反客为主。落实这"三个注重"，需要统一伦理委员会成员的思想，需要伦理委员会成员的主动、自觉，也需要甚至更需要体制机制建设来保障。

在体制建设上，国家有关部委已经做了许多工作。由原国家药品监督管理局、国家卫生健康委员会共同发布，自 2020 年 7 月 1 日起施行的《药物临床试验质量管理规范》第七十七条规定，中药民族药研究者手册在参考药物临床试验一般要求的同时，"还应当注明组方理论依据、筛选信息、配伍、功能、主治、已有的人用药经验、药材基原和产地等；来源于古代经典名方的中药复方制剂，注明其出处；相关药材及处方等资料"。"中办、国办深化审评审批制度"第十三条规定："支持中药传承和创新。建立完善符合中药特点的注册管理制度和技术评价体系，处理好保持中药传统优势与现代药品研发要求的关系。中药创新药，应突出疗效新的特点；中药改良型新药，应体现临床应用优势；经典名方类中药，按照简化标准审评审批；天然药物，按照现代医学标准审评审批。提高中药临床研究能力，中药注册申请需提交上市价值和资源评估材料，突出以临床价值为导向，促进资源可持续利用。鼓励运用现代科学技术研究开发传统中成药，鼓励发挥中药传统剂型优势研制中药新药，加强中药质量控制。"尽管这些规定是关于药物临床试验质量管理和药物审评审批制度的，但其重视中医药研究临床效果的基本精神无疑适用于中医药研究伦理审查。

鉴于中医药研究中应用现代科技理论、方法、技术的广泛性，建议在有关的伦理审查法规中对有关现代科技内容的审查作出明确的规定。中医药局颁发的《中医药临床研究伦理审查管理规范》第六条规定，"伦理委员会应当由 5 名以上委员组成，包括医药专业（含中医临床专业）、非医药专业、法律专业以及外单位人员，并且应有不同性别的委员"；第八条规定，"伦理委员会应当规定项目审查会议所需的法定到会人数……包括医药专业、非医药专业的委员"。在逻辑上，"非医药专业委员"是包含着与被审查项目所应用现代科学技术领域的专家。笔者认为，有必要明确规定"与被审查项目所应用现代科学技术领域的专家"。第九条规定,"根据工作需要,伦理委员会可以聘请独立顾问。独立顾问就研究方案中的一些专门问题向伦理委员会提供咨询意见,但不具有表决权"。同样,"独立顾问"中逻辑地包含着的"与被审查项目所应用现代科学技术领域的专家",也应特别强调。①

同时,建议对审查现代科技内容中应坚持的"保障受试者安全原则""注重中医基本理论原则""注重中医药临床效果原则"作出明确的规定。对伦理委员会委员培训、中医药研究人员伦理培训也应作相应的规定。比如,在伦理委员会委员培训中加入中医药现代化,特别是现代科技为中医药研究服务的内容;在中医药研究人员伦理培训中,增加现代科技服务中医药研究的伦理意义的内容。作出这样的明确要求,可以强化、落实对中医药研究中现代科技内容伦理审查的理念、方法,有助于解决中医药研究伦理审查水平参差不齐的问题。

在机制建设上,主要是形成对中医药研究中现代科技内容伦理审查的合力。落实伦理审查的法规、保障伦理审查的实际效果,形成合力非常重要。②

"中办、国办鼓励药品医疗器械创新的意见"第三条对完善伦理委员会机制作了规定:"临床试验应符合伦理道德标准,保证受试者在自愿参与前被告知足够的试验信息,理解并签署知情同意书,保护受试者的安全、

① 中医药局国中医药科技发〔2010〕40号《关于印发〈中医药临床研究伦理审查管理规范〉的通知》。

② 参见郑小薇、张金钟:《论生物医药研究伦理审查的合力效应》,《中国医学伦理学》,2016年第3期。

健康和权益。临床试验机构应成立伦理委员会，负责审查本机构临床试验方案，审核和监督临床试验研究者的资质，监督临床试验开展情况并接受监管部门检查。各地可根据需要设立区域伦理委员会，指导临床试验机构伦理审查工作，可接受不具备伦理审查条件的机构或注册申请人委托对临床试验方案进行伦理审查，并监督临床试验开展情况。卫生计生、中医药管理、食品药品监管等部门要加强对伦理委员会工作的管理指导和业务监督。"第四条对提高伦理审查效率的规定，也涉及合力："注册申请人提出临床试验申请前，应先将临床试验方案提交临床试验机构伦理委员会审查批准。在我国境内开展多中心临床试验的，经临床试验组长单位伦理审查后，其他成员单位应认可组长单位的审查结论，不再重复审查。国家临床医学研究中心及承担国家科技重大专项和国家重点研发计划支持项目的临床试验机构，应整合资源建立统一的伦理审查平台，逐步推进伦理审查互认。"

笔者认为，在对中医药研究现代科技内容的审查上形成合力，是必须强调的机制保障。比如，在伦理委员会内部，伦理委员会的秘书、主审与其他委员要形成合力，严把审查现代科技关。现代科技领域的委员和中医药领域的委员要就现代科技应用于研究项目的目的、方法，以及对受试者安全的影响相互沟通，要形成合力。在伦理委员会外部，要在中医药研究人员伦理培训中增加中医药发展与现代科技相关性的内容，使从事中医药研究的专家、学者都明确中医药与现代科技的"主""从"关系；要及时聘请相关科技领域专家进入伦理委员会或外聘专家库，以备包含现代科技内容的中医药研究伦理审查之需或满足信息咨询、现场咨询之需。

第五章 在中医药研究伦理审查中 彰显中国文化

从中国、中医药的实际出发，彰显中国文化，是中医药研究伦理审查的基本特点。让中国医药研究伦理审查的经验走出国门，促进人类医药学研究伦理审查发展，是中医药研究伦理审查国际化的重要内容。奉献精神、整体观、辨证论治观、平衡观是中医药研究伦理审查的文化理念。在中医药研究伦理审查中，应强化对弘扬受试者奉献精神的审查，强化对项目的中医药特质的审查，在国际中医药研究伦理审查中彰显中医药文化。伦理委员会建设应补文化建设的"短板"。

在 2014 年 8 月 29 日召开的世界中医药学会联合会伦理审查委员会和临床疗效评价委员会共同召开的学术会议上，笔者曾经指出，中医药研究伦理审查要为人类生物医药研究伦理审查做出应有的贡献，必须从中国的实际出发，彰显两个"中"：一是中国，二是中医药。中医药研究伦理审查的价值、特点都与中国、中医药直接相联系，是中医药研究伦理审查必须坚持的两个重大实际。不坚持这两个实际，弱化甚至脱离这两个实际，机械地照抄、照搬西医药研究伦理审查的做法，不但违背了医药学研究伦理审查的基本规律和原则，而且不利于中国医药学研究伦理审查的健康发展。坚持中国、中医药这两个实际的核心，有利于彰显、弘扬中国文化。当然，从中国的实际出发，体现、弘扬中国文化，绝不是排斥国外先进的经验。宽广的国际视野，学习、借鉴国外先进的方法，是发展中国医药学研究伦理审查所需要的。不但在中国医药学研究伦理审查初始阶段，需要学习、借用西方的做法和经验，即使现在，也要注重与国外的交流、学习国外先进经验。但是中国医药学研究伦理审查发展到今天，绝不能停留在简单"拷贝"他国做法的水平上，更不能削足适履地向西方"看齐"，而必须注重从中国医药学研究、中国医药学研究伦理审查的实际出发，注重探索、制定与中国医药学发展相匹配的伦理审查体系，注重总结、推广中国医药学研究伦理审查的经验，在体现、彰显、弘扬中国文化上下功夫。其中，深入开展中国医药学研究伦理审查特点的研究，具有显著意义。笔者认为，研究中医药研究伦理审查的特点，是研究中国医药学研究伦理审查特点的重要路径。

中医药研究伦理审查文化内涵研究的逻辑起点是医药学研究伦理审查的本土化问题，而本土化又是与国际化相对应的概念。因此，我们的分析，就从国际化与本土化的关系入手。

一、医药学研究伦理审查研究须厘清国际化与本土化的关系

中国医药学研究伦理审查是伴随中国四十多年来的改革开放、伴随着中国医药学研究加入国际大循环而不断发展的。可以说，中国医药学研究伦理审查离不开国际化。对此，学界没有异议。但是何为中国医药学研究伦理审查的国际化呢？

笔者认为，中国医药学研究伦理审查的国际化应包括两方面含义：一是中国医药学研究伦理审查与国际上先进的做法对接，借鉴国际上先进的模式、方法，开展、发展中国医药学研究伦理审查；二是将中国的成功经验向世界发布，使中国医药学研究伦理审查研究的经验、标准走出国门，使之国际化，促进人类医药学研究伦理审查事业发展。

仔细思考，便会发现，中国医药学研究伦理审查国际化的这两方面内容都与本土化直接联系，都依赖于本土化。国际先进的模式、方法一旦进入中国，就开始了本土化的历程，否则根本无法存在；而在中国实践中探索出的效果显著的经验、模式，必然会被世界关注、被别国效仿，从中国本土向世界扩展，产生国际化效应。应当说，这是人类医药学研究伦理审查实践和理论研究的基本规律。但截至目前，人们对这一规律的认识并不十分清晰。因为在现实的伦理审查中，脱离中国实际，简单照搬别国做法，甚至"生译""硬推"外国文本的做法，还比较普遍地存在着。这也正是目前中国存在的一些医药学研究伦理审查简单化、形式化的一个原因。

国际化与本土化是相互依存的，以引领、推广为特征的国际化从来就是一个相对的概念。从追根溯源的意义上说，是先有的本土化，后有的国际化，本土化是国际化之母，没有本土化，就没有国际化。用历史的、具体的眼光看，国际化往往是有某个、某些国家本土化意蕴的。在许多时候、许多领域，所谓的国际化，最早其实都来源于某些国家本土的做法，其中包括可以推广的经验。国际化对本土化的依赖，不仅在于许多能在国际上推广的做法，原本都肇始于某个国家、某些国家的本土，更在于国际化只有结合所在国本土的实际才能在所在国推广，而国际化的程度越高，则与所在国本土实际结合的越多。否则，"他乡"（国际化）与"故乡"

（本土化）的隔阂就永远是国际化难以跨越的"坎儿"。这似乎也正应了"橘生淮南则为橘，生于淮北则为枳，叶徒相似，其实味不同。所以然者何？水土异也"（《晏子春秋·杂下之十》）所揭示的道理。所以中国对外开放的实质并不是简单地接受、仿效，只有将国外先进理念、经验与中国实际结合，才能促进中国经济、社会发展；而在与中国实际结合，促进中国经济、社会发展的过程中形成的模式、经验，就有了国际化意义，就可以为众多的发展中国家学习、借鉴。可见，对外开放的实质不仅包括引进，同时包括输出，包括中国先进经验在世界范围的推广。

在伦理、道德层面，国际化的相对性就更加凸显。北美生命伦理学家恩格尔·哈特看到了后现代时期道德多元化导致的道德分歧，看到了拥有不同道德传统的"道德异乡人"（moral stranger）相处的困难。为解决"道德异乡人"的共处问题，他在其代表作《生命伦理学的基础》中提出了"允许原则"。在多元化社会中，任何不涉及别人的行动，别人都无权干涉，而涉及别人的行动则必须得到别人的允许。在国家与国家之间，这个"允许"其实就是对本土化的包容、接纳。

就中国医药学研究伦理审查而言，应当做到，在引入国际做法的时候，必须从中国本土的实际出发，结合中国文化实际，结合中国医药学研究实际，结合中国医药学研究人体试验受试者实际，这是包括中医药研究伦理审查在内的中国医药学研究伦理审查必须坚持的基本原则。

强调中医药研究伦理审查要姓"中"，是不是妄自尊大呢？非也。伦理审查要从科学研究所在国实际出发，在有关的国际文件中，也是有明确规定的。2013 年 10 月，在巴西福塔雷萨召开的第 64 届世界医学会联合大会上修订的世界医学会《赫尔辛基宣言——涉及人类受试者的医学研究伦理原则》第十条再次明确规定："在开展涉及人类受试者的研究时，必须考虑本国伦理、法律、法规所制定的规范和标准，以及适用的国际规范和标准。"这一普遍适用的国际伦理原则，将"本国伦理、法律、法规所制定的规范和标准"置于"适用的国际规范和标准"之前，表明了国际医学界对科学研究所在国伦理、法律、法规的尊重，对科学研究所在国文化的尊重。这种尊重，说到底，是对受试者的尊重。这种尊重，反映了对国际化与本土化关系的正确认识。

二、中医药研究伦理审查本土化的核心是坚持和弘扬中国文化

中医药学研究伦理审查的本土化有着丰富的内涵，中医药学研究伦理审查注重审查项目的临床基础、注重审查项目的辨证论治内容，都是本土化问题，而中医药学研究伦理审查的文化内涵更是本土化研究的题中之要义。

（一）彰显中国文化，是中医药研究伦理审查存在和发展最为深刻的原因

中医药学是根植于中国文化传统的医药学，中医药研究是以中国文化为背景的科学研究，中医药学研究者、受试者的基本群体在中国，中医药研究伦理审查离不开中国文化实际。就像西方国家的医药学研究伦理审查在彰显西方文化一样，中医药研究伦理审查乃至在中国开展的一切医药学研究伦理审查，也必然要彰显中国文化。中医药研究伦理审查作为中医药研究的有机组成部分，是中医药研究的自我完善和追求，其本质是在彰显中医药研究的道德属性、弘扬中医药文化。笔者曾提出："生物医药研究

必须接受伦理审查既是社会对科学研究的限定，也是科学共同体的内部约定和科学研究人员的主动自觉，三者形成了合力。"①社会对科学研究的限定，是伦理审查发展的外部原因，而科学共同体的内部约定和科学研究人员的主动自觉，则是伦理审查发展的内在根据。就中医药研究伦理审查而言，西医药研究的伦理审查属于广义的外在的影响，是中医药伦理审查的外部条件。外部条件，对中医药研究伦理审查的发展是重要的，但外部条件只有通过内部根据才能起作用。在中医药研究伦理审查之初，介绍和引进西医药伦理审查的做法，是必要和重要的；但是中医药伦理审查不能停留在医药学研究伦理审查的一般要求上，不能简单套用西医药的伦理审查。因为中医药是有别于西医药的理论、实践体系的，中医药研究具有不同于西医药研究的特点。所以适用于西医药研究的伦理审查只有与中医药研究实际结合，接上中医药研究的"地气"，实现"本土化"，彰显了中医药特色和中国文化，才能在中医药研究伦理审查中真正发挥作用。而中医药研究中存在的西药化倾向，中医药研究伦理审查的文化内涵不能彰显，原因就在于脱离了中医药和中国文化实际。换言之，只有反映中医药研究自身特点的伦理审查，才能促进中医药研究的发展，这是中医药研究伦理审查存在和发展最为深刻的原因。

（二）彰显中国文化，可以促进人类医药学研究伦理审查的发展

从中国的实际出发，绝不是降低伦理审查的标准，而是深化、细化了伦理审查的标准，或者说，是在中国的文化背景下，严格把握了伦理审查

---

① 张金钟：《生物医药研究伦理审查的风险意识和风险管理》，《中国医学伦理学》，2013 年第5期。

标准，是医药学研究伦理审查以人为本原则的真正贯彻。从这个意义上说，在中国开展的包括中医药研究在内的所有生物医药研究人体试验，都要从中国的实际出发，都要遵循中国的文化特征。人们常说："只有中国的才是世界的！"这个提振中华民族自信心、自豪感的话语，其实包含着两层含义：一是"只有具有鲜明的中国特色的才是世界的"，二是"只有通过显著的成就而被世界承认了的中国的才是世界的"。这两层含义是有机联系在一起的，不可分割。就这两层含义的关系而言，"具有鲜明的中国特色"的事物，只是具有成为"世界的"可能性，是成为"世界的"内在依据；而只有"通过显著的成就被世界承认"才能使可能性成为现实。"通过显著的成就被世界承认"是成为"世界的"不可或缺的条件。所以从中国实际出发、彰显中国文化，是中国医药学研究自立于世界医药学之林的内在根据。而中医药学真正屹立于世界，还有许多工作要做。我们既要加入人类疾病预防诊断治疗康复之中，用中医药的方法为世界各国朋友解除病痛、强身健体，又要用当代科学技术的语言说明中医药的原理，让国际医药学界接受、认同、应用中医药的成果和理论体系。在这个过程中，我们会深切地理解"只有中国的才是世界的"的无穷魅力。[1]中医药研究伦理审查就置身这个过程之中，对此，我们应有明确的认识并在伦理审查中自觉践行。

三、中医药研究伦理审查中的文化自觉

在中国，从国家有关部委颁发的一系列具有法规意义的文件、对伦理审查工作的评估来看，从医药学研究机构对伦理委员会建设和伦理审查的

---

① 张金钟：《注重审查项目的辨证论治内容——中医药研究伦理审查特点研究(二)》，《中国医学伦理学》，2014 年第 5 期。

重视来看，伦理委员会和伦理审查在中医药研究中的地位、作用已经得到了普遍的认同。对此，必须给予充分的肯定。但也应同时看到，在伦理审查实践中，伦理委员会职能的实现还参差不齐，提高伦理审查整体水平的任务仍很繁重。究其原因，是人们对伦理委员会地位、伦理审查作用的认识尚停留在机械执行有关规定、以保障研究项目顺利进行为目的的层面。其实，体现伦理审查文化内涵，维护受试者权益，保护、弘扬奉献精神，促进社会进步，才是本质和关键。通过审查，使研究项目顺利进行固然重要；但弘扬中医药文化、弘扬中国文化、实现社会道德进步的正能量，更加重要。所以在伦理审查中，伦理委员会要有坚定的文化自信，要彰显文化自觉。笔者认为，伦理审查实践中的文化自信、自觉应表现在理念和操作两个层面上。

（一）中医药研究伦理审查应体现的文化理念

中医药研究伦理审查中的文化理念的核心是以人为本，可简要地概括为奉献精神、整体观、辨证论治观、平衡观。因辨证论治观笔者已经作过系统的论述，①这里仅对奉献精神、整体观、平衡观作相对展开的说明。

1.奉献精神

与古代、近代相比，现代医药学的一个显著特征是依赖科学技术。科学仪器、科学技术评价是现代医药研究不可或缺的组成部分，中医药研究当然也不例外。但也必须看到，古代、近代、现代的医药学在本质上也有许多相同之处，其中的奉献精神就是亘古不变的。医药学中的奉献可以从

① 张金钟：《注重审查项目的辨证论治内容——中医药研究伦理审查特点研究（二）》，《中国医学伦理学》，2014年第5期。

多方面分析，最值得称颂的是在医药研究中承担风险的受试者。"神农尝百草之滋味，水泉之甘苦，令民知所避就，当此之时，一日遇七十毒"（《淮南子·修务训》）就是对古代医家以身试药奉献精神的生动描述。中医药学的这个传统与中国传统文化中的"舍生取义"表现形式虽有所不同，但其本质是相似的。

这种情况，在现代有了一些变化。现代中医药研究中，"盲法"、对照研究、招募遴选志愿受试者，付给受试者一定报酬已成为基本方法。为保证研究结果的客观性，研究者往往不再做受试者。这种变化是中医药研究规范化的表现，无可厚非。但值得注意的是，这种变化也会潜移默化地导致研究者不能设身处地理解受试者的情况。在这种背景下，强调尊重受试者就变得十分重要。不但研究者要尊重受试者，医药研究成果的受益者也要尊重受试者，全社会都要尊重受试者。尊重医药研究中的受试者，应当成为一种文化正能量现象。伦理委员会在中医药研究伦理审查中尊重受试者、维护受试者权益，其实是弘扬奉献精神，是传承先进文化。

2.整体观

强调整体是中医药学有别于西医药学的一个本质特征。分析是近现代西医药学研究的基本理念。这一理念，成就了西医药学在认识疾病和预防、诊断、治疗疾病上的辉煌，至今仍是包括医药研究在内的西医药实践的重要指导思想。尽管在当代西医西药学研究中，分析越深入，就越反映出人体结构、功能的复杂性，越证明整体观念的正确和重要，因此以分析为基础的还原趋势越来越凸显；但从基本理论框架和现实应用看，分析、精细化仍然是西医药学研究和实践的基本理念。中医药学则完全不同，强调整体观是贯穿中医药学的基本理念。

中医学的整体观念包括三方面含义：第一，人是一个有机整体。人的生理功能具有整体统一性。人体以五脏为中心，配合六腑、形体、官窍，通过经络的联络，形成了具有结构完整、技能统一的心、肝、脾、肺、肾系统，称为"五脏一体观"。人的物质基础、结构与精神、思想相互依存、相互制约，谓之形神一体观。人的疾病变化具有整体性。"有诸内，必形诸外"（《孟子·告子下》），局部病变是整体生理功能失调的反映，要从五脏的整体联系认识疾病。疾病的诊断、防治、康复具有整体性。"视其外应，以知其内脏，则知所病矣。"（《灵枢·本藏》）察神、望面、切脉、观舌可认识人体整体、内在的变化。在疾病治疗上强调整体调节，强调脏腑、形神、经络的相互联系。在养生康复上则强调形神共养、形神共调。第二，人与自然环境是一个整体。"天地合气，命之曰人"；"人以天地之气生，四时之法成"。（《素问·宝命全形论》）人生存于自然环境之中，人体的生理、病理必然受到地域、季节甚至昼夜时辰的影响。预防、治疗疾病要遵循自然规律。要因地、因时制宜，否则"治不法天之纪，不用地之理，则灾害至矣"（《素问·阴阳应象大论》）。第三，人与社会是一个整体。人生活在社会之中，社会环境、人际关系与人的生理、病理直接相关。"尝贵后贱"可致"脱营"，"尝富后贫"可致"失精"。自古以来，无论是中医药学发展的哪个阶段、哪个流派，其指导思想、基本理念都坚持整体观念和辨证论治。这个传统，当代中医药研究当然要秉承，中医药研究的伦理审查也必须坚持。

3.平衡观

平衡是中医学的重要理念。中医学的养生、治未病、辨证论治、康复等理论、方法，追求的都是平衡。《素问·至真要大论》说："谨察阴阳所在而调之，以平为期。"阳偏盛的实热证，要"热者寒之"；阴偏盛的寒实证，要"寒者热之"；阴阳偏盛的实证，要"实者泄之"；阴阳偏衰的虚症，要"虚则补之"；阴偏衰的虚热证，要滋阴制阳；阳偏衰的虚寒症，要扶阳抑阴；面对阴阳互损的情况，则要在抓主要矛盾补阴或者补阳的同时，兼顾对方，以达到阴阳平衡、相互滋生的目的。确定研究药物对应的证候，探究药物帮助人体实现平衡的机理，既是研发中药的基本原则，也是中医药研究伦理审查的重要内容。

（二）中医药研究伦理审查文化内涵的实际操作

在中医药研究伦理审查中弘扬中国传统文化、中医药文化，不但要达成共识，而且要落实在中医药审查的实际操作之中。无论是对项目的形式审查、对项目内容的审查，还是对受试者遴选、知情同意书的审查，无论是会议审查、紧急会议审查，还是快速审查、跟踪审查，都应注重中国文化、中医药文化。

1.强化对弘扬受试者奉献精神的审查

审查项目设计、实施是否尊重了受试者，是伦理审查的重要内容。对此，无论是国际上的伦理宣言，还是中国的医药学研究伦理审查规范，都有明确的规定。为什么要尊重受试者？因为他们的行为体现着奉献精神。尊重受试者的实质，是保护和弘扬奉献精神。强调伦理审查的文化内涵，就是要检查对受试者的尊重够不够，落得实不实。当前，在实际操作中，要去除对奉献精神的片面化、绝对化理解，要去除受试者得到了回报、受了益，就不是奉献的错误认识。

第一，在受试者遴选上，不仅要审查受试者参加研究是否自愿，要审查可能出现的风险对受试者讲得充分不充分，审查受试者是否能真正理解；更要审查试验中可能出现风险的原因，审查能否根据整体、辨证论治、平衡原则最大限度地避免。在对《受试者知情同意书》的审查上，既要审查文字表述是否存在不规范的问题，有无语法、修辞错误，更要审查简单化、没有"人情味"、没有"道德温度"的问题；不但要审查《受试者知情同意书》文本，而且要深入现场，访谈受试者和研究人员，检查尊重受试者的落实情况。

第二，要审查在试验中是否把受试者安全放在首要位置。在受试者权益中，安全最为重要。要审查保护健康受试者安全的措施，更要审查保护患病受试者安全的措施。在临床药物试验中，为科学研究做出奉献的受试者是患病的人，研究人员与他们之间还存在着医务人员与患者的关系，因此研究者更要为他们的安全负责，把最大限度地保护受试者、弘扬奉献精神落在实处。特别要强化中国传统文化、中医药文化中的推己及人、换位思考。清代喻昌指出的"视人犹己，问其所苦，自无不到之处"（《医门法律》）；徐延祚指出的"异地以观……以局外之身，引而进之局内，而痛痒相关矣"（《医粹精言》），道德内涵仍弥足珍贵。在中医药研究中弘扬中医药文化同坚守职业道德是统一的。中医药文化蕴含着的奉献精神，不仅是构建研究人员与受试者和谐关系的指导，也为构建和谐医患关系提供了丰富的思想资源。中医药研究需要和谐的医患关系环境，也应为和谐医患关系建设做出应有的贡献。

2.强化对项目中医药特质的审查

伦理审查与科学审查既相互区别，更相互联系，在中医药研究伦理审查中尤为凸显。中医药研究伦理审查与科学审查统一的深刻根源是中医药文化。作为中医药研究指导思想、基本原则的整体观、辨证论治观、平衡观，就体现在研究项目的设计、论证、实施、结果中，与受试者的遴选、知情同意、安全保障直接相关。所以在中医药研究伦理审查的实际操作中，必然要审查研究项目的中医理论依据，必然要审查理法方药的内在机理。伦理审查要以自己的方式防止中医药研究西医西药化，是在根本的意义上保障受试者安全。

3.在国际中医药研究伦理审查中彰显中医药文化

中医药正在大步走向世界。中医药研究的国际化已成大势所趋。以中国本土为中心、国外研究机构为分中心的许多研究项目正在扎实展开，有些项目已经取得了令人振奋的阶段性成果。但总体上看，中医药研究的国际化并不尽如人意，有的研究项目甚至步履艰难。究其原因，可归结为方法、技术认同和文化认同两个方面。由于中医药研究的方法、技术不能得到西医药界认同，中医药研究只得被动地加入西医药研究系统，接受西医药研究方法、技术的检验。虽然表现尖锐的是在研究方法、技术层面，但反映的却是理论上的差异，根本原因在文化差异上。中医药方法、技术的国际化与中医药文化的国际化是统一的，中医药文化国际化的意义更加重大。我们还要作出艰辛的努力。就伦理审查而言，以国外为分中心的研究，当然要尊重所在国受试者和研究人员的文化，但研究项目的总体设计必须坚持中医药理论，受试者告知应体现中医药文化、中国文化。在这方面，项目中心的伦理审查应当给予支持。

四、中医药研究伦理审查文化内涵与伦理委员会建设

（一）文化建设是伦理委员会建设应补的"短板"

伦理委员会建设可简要地分为方法和文化两大部分内容。按照"木桶理论"，提高伦理委员会建设的整体水平，这两部分内容都要重视，都不能"短"。可现实的情况却是，文化建设受重视的程度低，文化建设"这块板"要比方法"那块板""短"。在伦理审查实践、伦理审查研究中还存在着过分重视引进，过分重视翻译、介绍国外方法的现象。比如，我们的许多伦理审查培训，重视引经据典地讲国外、讲方法，很少分析中国的情况、中医药的特点，很少讲我们自己的文化，很少总结自己的经验。不接中国地气、脱离中国文化、脱离中医药文化的伦理审查只能是走形式、走过场。应当说，文化建设是当前包括中医药研究伦理审查在内的中国医药学研究伦理审查规范化建设的重中之重，还要做很多扎实的工作。

必须看到，就方法和文化二者的区别而言，方法是表层的建设，文化则是深层的建设。就二者的联系而言，文化是方法的灵魂，方法是文化的表现，文化决定方法。无论是方法层面的建设还是文化层面的建设，都要强调国际化与本土化的结合。方法层面的建设，不能生搬硬套国外文本；文化层面的建设，尤其要从中国和中医药文化的实际出发。引进伦理审查的方法、技术重要，文化建设更加重要。当前，对伦理委员会建设中文化建设"短板"问题要有明确的认识，要在实践中抓紧"补"上文化建设的"短板"。

"补"文化建设"短板"，要防止文化抽象主义的认识和做法，实现文

化建设引领作用，在文化与方法有机结合上下功夫。在伦理委员会文化建设上，存在着两种倾向：一是将文化凌驾于方法之上，游离于方法之外；二是用方法技术取代文化。无视、摒弃文化的认识、做法，是错误的，当然要反对。事实上，公然无视、摒弃文化的人现在已经很少见到。值得重视也要反对的，是将文化凌驾于方法之上，游离于方法之外的"两层皮"式的"重视""建设"。文化建设的实质是发挥导向、引领作用，而导向、引领作用的实现，必须重视文化与方法之间的内在联系，既要重视和坚持中国文化、中医药理念对方法的指导，同时要重视中国文化、中医药理念对方法指导的路径和精细化实现。

2010 年 6 月 20 日，习近平在墨尔本理工大学中医孔子学院授牌仪式上说："中医药学凝聚着深邃的哲学智慧和中华民族几千年的健康养生理念及其实践经验，是中国古代科学的瑰宝，也是打开中华文明宝库的钥匙。"①他的话，讲到了中医药学的深刻文化内涵，也讲到了中医药学与中华文明的关系。如果说学习中国文化的外国人需要借助中医药这把钥匙打开中华文明宝库的话，我们中医药人则是得天独厚，身居在中华文明宝库之中的。党和政府重视、扶植中医药，中医药不但在中国为人民群众所信赖、喜爱，而且正在得到世界上越来越多国家和地区的人认同、接受。可以说，中医药正处于难得的发展时期。作为中医药人，我们决不能将作为中医药核心的中医药文化、中国传统文化抽象化、淡化，身在中医药之中却不自觉地偏离了方向。

---

① 《习近平出席皇家墨尔本理工大学中医孔子学院授牌仪式》，《人民日报》，2010 年 6 月 21 日。

（二）文化建设与伦理委员会整体水平的提升

在伦理审查中彰显中国文化、中医药文化，有赖于伦理委员会成员素质的整体提升，这对伦理委员会建设提出了很高的要求。

实事求是地说，我们已经建立了比较规范的伦理委员会建设的培训体系。其中，既包括系统的、专题的培训，也包括检查、评估、认证等方式的培训。伦理委员会、临床研究机构对培训也比较重视。现在的任务是，要通过制度、培训、检查、评估、认证等方式，把文化建设落实在伦理委员会建设的各个环节，落实在伦理审查的各个环节。中医药文化、中国文化不仅要纳入伦理委员会成员培训，而且应成为培训的重点。非中医药专业背景的委员要系统学习中医药文化，中医药专业的委员要强化中医药文化，伦理委员会成员都要深入学习中国文化。不仅伦理委员会成员要学习，临床药理基地的成员、参加临床研究的成员也要学习。

总结、推广先进的做法、经验，很有利于文化建设。笔者倡导伦理委员会建设的现场观摩、交流，于 2008 年率先在天津召开了全国伦理委员会建设现场会，以观摩伦理审查的方式交流经验。2012 年，笔者建议世界中医药学会联合会伦理审查委员会在对临床药理基地伦理审查中增加现场考察伦理审查会议环节，并提出在本人任伦理委员会主任委员的天津中医药大学第一附属医院的临床药理基地伦理审查认证中实施，建议被采纳。从此，以旁听伦理审查会议的方式考察伦理审查，成为世界中医药协会联合会伦理审查委员会对临床药理基地检查认证的重要项目。

最后，有三点需要指出：

第一，在中医药研究伦理审查中弘扬文化不仅是中医药研究伦理审查的当务之急，而且有益于纠正中医药研究中存在的弱化甚至忽略文化的倾向，因此有益于中医药事业的发展。近年来，许多专家、学者忧心中医正在被西化、边缘化。笔者认为，中医是在潜移默化地被西化和边缘化的，潜移默化的方式是去中医药文化。从事中医药研究伦理审查的同人在伦理审查中坚持、弘扬中医药文化，加入了守护中医药、发展中医药的大业。

第二，中医药研究伦理审查文化内涵研究的成果不仅可应用于中医药研究伦理审查，而且可应用于在中国开展的西医、医药研究，其基本精神适用于人类医药研究，是对人类医药学研究伦理审查的贡献。

第三，在中医药研究中弘扬中医药文化、弘扬中华民族的传统美德，不仅是中医药研究顺利进行的保障，而且是和谐医患关系建设的需要，是和谐社会建设的需要。

基于以上三点，笔者越发感到，揭示中国医药学研究伦理审查的文化内涵，在伦理审查审查实践中彰显中国元素、弘扬中国文化，是何等重要。

第六章　对中医药研究中受试者知情同意的审查

对中医药研究受试者知情同意审查的研究有三个维度：中医药研究特点、中医药研究受试者权益、中医药研究者。对中医药研究受试者知情同意的审查应做到三个注重：注重审查知情同意书内容的中医科学性和临床基础，注重审查知情同意书表述的通俗性，注重在审查受试者知情同意的过程中弘扬中国文化。

受试者必须对其参加的生物医药研究的意义、目的，特别是参加研究的风险和受益充分知情，受试者必须自愿参加研究，是生物医药研究人体试验不可逾越的底线，是生物医药研究伦理审查的重中之重。中医药研究受试者知情同意的审查有没有特点？在中医药研究伦理审查中，怎样强化对受试者知情同意的审查？这既是中医药研究伦理审查研究必须思考、回答的问题，也是进一步提高中医药研究伦理审查整体水平必须着力解决的问题。

一、中医药研究知情同意审查研究的三个维度

在中医药研究伦理审查中，强化对受试者知情同意的审查，应当紧密

结合中医药研究特点的实际、紧密结合中医药研究受试者权益的实际、紧密结合中医药研究者的实际，这是研究中医药研究知情同意伦理审查的三个维度。

（一）中医药研究特点的维度

中医药的特点、中医药研究的特点，是思考中医药研究受试者知情同意伦理审查的极其重要的维度。这个维度凸显了伦理审查维护生物医药研究受试者权益的责任。因为伦理审查不仅要审查受试者知情同意的形式即受试者是否知情、同意，而且要审查受试者知情的内容；生物医药研究合乎伦理的性质不仅体现在受试者对参加研究项目的知情同意上，更要体现在确保受试者安全上。而对受试者知情内容即与受试者安全相关的研究内容的审查，是保障受试者安全、维护包括知情同意权在内的受试者权益的前提。这是做在受试者阅读、签署知情同意书之前的工作，是伦理委员会对受试者负责，对社会负责的基础性工作。

中医药研究受试者知情同意的伦理审查与西医药研究伦理审查比较，有共同之处。比如，对没有临床应用基础项目的审查，要认真审查项目的理化试验、动物试验的情况，要着重审查动物试验的结果、着重审查动物实验中有无不良反应、不良反应出现的频率、不良反应的处置；对有人体试验基础的项目的审查，要认真审查人体试验的结果，着重审查人体试验中有无不良反应、不良反应出现的频率、不良反应的处置。

中医药研究受试者知情同意伦理审查的特点在于，要注重审查研究项目的临床基础。因为绝大多数的中医药研究项目是具有临床基础的。中医药研究受试者知情同意伦理审查的特点就根源于众多中医药研究共有的这个特点。中医药研究具有显著的复杂性，中医药学具有复杂性科学的特点，其有效性的内在机理是现有的科学技术难以揭示的。但是其有效性可以通过临床应用效果来证明。由于中医药研究有临床应用基础，就必须认真审查其临床应用的情况，特别要着重审查临床应用中有无不良反应、不良反应的性质、不良反应出现的概率。[①]当然，在审查项目的临床应用情况的基础上，还要审查临床应用效果依据的内在机理，包括审查该项试验的设计是否贯彻了中医整体观念、辨证论治原则，是否体现了中医思维，要审查该项试验依据的完整的"理""法""方""药"逻辑链。[②]显著的临床应用效果和坚实的中医理论依据、辨证论治方法，是中医药研究中受试者安全的基本保障。对此，受试者应充分知情。知情同意书能否反映中医药研究的这个特点，使受试者对可能参加的试验充分知情？受试者同意参加试验的决定是否建立在对试验充分知情的基础上？这些是主审委员审查、伦理会议审查的重点。

（二）中医药研究受试者权益的维度

思考中医药研究知情同意伦理审查特点的第二个维度，是中医药研究中受试者权益。前已论及，中医药研究受试者参加试验前必须知晓其将要参加试验的目的、内容，确认自己的权利、义务、可能面对的风险和风险防控措施，必须表达自愿作为受试者参加研究的意愿。在伦理审查中，伦

---

① 张金钟：《注重审查项目的临床基础——中医药研究伦理审查特点研究（一）》，《中国医学伦理学》，2014年第4期。

② 张金钟：《论中医药研究伦理审查的整体原则——中医药研究伦理审查特点研究（四）》，《中国医学伦理学》，2016年第5期；张金钟：《注重审查项目的辨证论治内容——中医药研究伦理审查特点研究（二）》，《中国医学伦理学》，2014年第5期。

理委员会要审查受试者是否对参加的研究项目真正知情、其同意参加试验是否为真实意愿的表达。这是生物医药研究伦理审查的重要内容，是伦理委员会的职责所在，是尊重、维护受试者权益的基本要求，已经成为伦理审理理论研究和实践操作的共识。但也必须看到，在伦理审查实践中，尊重、维护受试者知情同意权的自觉性和整体水平还需要提高，仍有许多工作要做。

其中，最基础性的工作是遵守法规、弘扬道德。法作为道德的底线，可以发挥强有力的维护道德的作用。事实充分证明，有关维护人体试验受试者知情同意权的各项法规，在规范生物医药研究的人体试验、维护受试者知情同意权上，已经发挥了很大的作用。但这只是维护受试者知情同意权的底线性工作，维护受试者知情同意权还有一项同样重要甚至更为重要的工作，就是道德建设。因为维护道德的法律法规也需要道德进步来保障。维护人体试验受试者知情同意权，法治建设十分重要，但不能停留在颁布法律法规、一般性要求的水平上，而是要深入细致地说明立法对维护人体试验受试者知情同意权的道德价值，使维护法规尊严、依法保护受试者权益成为道德自觉。这是维护人体试验受试者权益、防止伦理审查"走过场"的强基之策。比如，伦理委员会对受试者是否知情同意的审查，应当做到形式与内容的统一，既包括审查有人体试验的项目有没有知情同意书、审查受试者是否签订了知情同意书，即注重对知情同意书的"形式审查"，更要注重审查受试者签订的知情同意书的内容。因为维护受试者权益，审查受试者知情同意的内容比审查知情同意的形式更为重要。而只有切实站在维护受试者权益的立场上，才能自觉地审视与受试者安全、受益相关的试验设计、人体试验中的问题，才能切实保障受试者安全。这是加强伦理委员会自身建设，提高伦理委员会成员道德水平的重要性所在，是伦理委员会建设中应常抓不懈的工作。

就中医药研究伦理而言，加强中医药伦理审查委员会自身建设，提高伦理委员会成员道德水平，包括一个重要的途径，就是继承、弘扬中医学的道德传统。"医乃仁术"是中医学的本质特征，医德与医术有机结合是中医学鲜明的理论和实践传统。无论是对疾病发生原因的认识，还是疾病的预防、诊断、治疗、康复，还是医学人才培养，都贯穿了对人的尊重、对病人安全的维护。《黄帝内经》的"天覆地载，万物悉备，莫贵于人"；《褚氏遗书》的"差之毫厘，损其寿命"；孙思邈的"若有疾厄来求救者，不得问其贵贱贫富，长幼妍媸，怨亲善友，华夷愚智，普同一等，皆如至亲之想"，"见彼苦恼，若己有之"；宋代《省心录·论医》的"无恒德者，不可以作医，人命生死之所系"；元代曾世荣《活幼心书》的"医门一业，慈爱为先，尝存救治之心，方集古贤之行"；清代费伯雄《医方论》的"我之有疾，望医之相救者何如？我之父母妻子有疾，望医之相救者何如？""易地而观则利自淡矣。利心淡则良心现，斯畏心生"，如此等等，可谓遍及中医经典和实践传统。需要指出的是，这些亘古至今源远流长、代代传承的中医道德传统，不仅在中医临床实践中熠熠生辉，也要在当代中医药研究中发扬。这不仅因为中医学研究是中医学的重要组成部分，还在于大多数中医药研究是在中医临床上开展的。质言之，中医药研究的大多受试者是病人，是为中医学发展志愿服务的奉献者。

可见，中医临床机构的医德医风建设与坚持中医药研究伦理审查的基本原则是紧密相连的，二者相互统一，相互促进。道德建设是维护受试者安全，提高中医药研究伦理审查整体水平的重要保障。近年来的中医药研究伦理审查培训，已经起到了很好的规范伦理审查操作的作用，解决了伦理审查"怎么做"的问题，接下来，应在解决"为什么这么做"上下功夫。伦理审查培训的重点应由提高伦理委员会的审查能力，向强化素质与能力的统一、提高伦理审查委员会整体水平过渡。

（三）中医药研究者的维度

对受试者知情同意的伦理审查意义重大，伦理委员会在维护受试者权益上发挥着不可替代的作用，但从根本的意义上说，维护受试者权益的基本主体，还是研究者。从研究项目的构思、整体设计、受试者招募公告、受试者知情同意书的撰写、受试者遴选、受试者知情同意的签署，到受试者安全、受试者知情同意的全过程管理，都是由研究者落实的。伦理委员会对受试者知情同意审查的针对性和价值，就在于研究者中存在着轻视甚至无视受试者知情同意的问题。所以只有提高中医药研究者遵守法律法规、恪守道德的自觉性，变被动接受伦理审查为主动接受伦理审查、自觉维护受试者安全，才能在根本上维护受试者权益，这是强化知情同意伦理审查的治本之策。

从中医药研究者的角度看，对受试者知情同意重要性的认识不到位，常与两个片面性认识相关：一是中药毒副作用小，受试者安全；二是受试者参加研究是受益的，受到损害后能获得医疗和相应赔偿，可抵消风险。对于前者，必须指出，药物均有毒副作用，中药也不例外。中医自古重视药物的毒副作用。古人甚至将"毒药"作为药物的总称，将毒性看作药物的偏性。《药治通义》引张载人语"凡药皆有毒也，非指大毒、小毒谓之毒"。《经史证类备急本草》《本草纲目》中将药的毒性分为"大毒""有毒""小毒""微毒"四类。《神农本草经》的三品分类法则将药物毒性的大小、有毒无毒作为分类依据。古代医家在临床用药中还提出了某些具体药物的配伍禁忌，如五代后蜀韩保升修订的《蜀本草》提出"相恶者六十种、相反者十八种"。金代张子和在《儒门事亲》中对"相反"的药物作出了歌诀归纳："本草言明十八反，半蒌贝蔹及攻乌，藻戟遂芫俱战草，诸参辛芍叛藜芦。"当然，由于中医药的复杂性，古人对中药毒副作用的认识并不清晰，加之药食同源，许多食物有药用价值，中药的毒副反应就更加复杂。现代药物研究发现，有毒中药所含的毒性成分包括生物碱类、毒苷类、毒性蛋白类、萜与内酯类等，这些物质可作用于人体的神经系统、心血管系统、呼吸系统、消化系统等，引发不同的症状。有毒中药导致人体中毒还与使用剂量过大、炮制不当、制剂剂型不当、服法不当等有关。[1]尽管在最大限度保证安全的前提下，利用有毒中药的偏性"以毒攻毒"治疗疾病，是中医临床用药的一个特点，但有毒中药、中药的毒副作用毕竟是客观存在的。而当代中医药研究的一个重要任务，就是揭示中药毒副作用的机理，提高中药使用的安全性。对此，中医药研究者不但要有明确的认识，高度重视对试验药物的安全性特别是受试者试验药物安全性的审查，而且要将试验药物可能存在的毒副作用清清楚楚地告之受试者。

对于后者，必须要强调受试者的奉献精神和受试者行为的奉献本质。受试者参加试验不是在进行商品交换。生物医药研究受试者的称谓严格表述是志愿受试者，他们志愿参加医药试验，签署了知情同意书，在他们的身上彰显着奉献精神。生物医药试验中存在着的不确定性，会使健康受试

---

[1]　参见钟赣生主编:《中医学》,中国中医药出版社,2012年,第36~41页。

者面临健康被损害的风险，患病受试者的疾病可能在研究中得到有效治疗，也可能治疗效果不显著、无效果，甚至被药物的毒副作用伤害。这是受试者安全应得到最大限度保护和强化生物医药研究伦理审查的深刻逻辑基础。在中医药研究中，虽然许多项目有坚实的临床基础，但随着同一证型受试者数量的增大，与受试者个体差异相关的安全风险也会增大。再加上临床试验中，为了证明试验药物的有效性，有些受试者会被随机分配在试验研究的空白对照组，使用的是安慰剂，他们虽然避免了应用试验药物可能出现的风险，却面临着其所患疾病仅仅使用基础药物治疗，甚至未用药物治疗可能延误治疗的风险。[①]受试者为药物研究面临风险的精神，令人肃然起敬。应当说，给予受试者一定报酬，是针对他们参加试验所面对的风险、受损害后得到救护、赔偿的一种不得已而为之的举措。风险带给受试者的明显的、近期的损害可以赔偿，但有些隐性、远期的损害是难以预测、预防、赔偿的。报酬、赔偿是不能对冲受试者奉献精神的。伦理审查的价值就是坚定维护受试者的奉献精神。对受试者志愿参加试验的奉献精神的最好维护是最大限度地降低受试者可能面对的风险。这恰恰是从受试者安全的角度理解受试者知情同意的目的所在，也恰恰是从受试者安全的角度强化对受试者知情同意伦理审查的重要性之所在。

二、中医药研究受试者知情同意审查应做到"三个注重"

从法律的层面说，受试者签署了知情同意书就明确表达了自愿参加试验的意愿，尽管可以随时退出试验，但对自己参加试验的行为，包括参加

---

① 张金钟：《生物医药研究伦理审查的风险意识和风险管理》，《中国医学伦理学》，2013年第5期。

试验面对的风险，是负有法律责任的。可是从道德层面说，受试者的奉献精神应当弘扬、受试者的安全和权益应当受到保护，绝不能因受试者签署了知情同意书，就将试验的安全责任推卸给受试者。保护受试者安全、维护受试者权益，研究者负有责任、研究者所在机构负有责任，伦理委员会同样负有责任。就中医药研究受试者知情同意的伦理审查而言，应注重对受试者知情同意书内容的中医科学性和临床基础的审查，注重对受试者知情同意书表述的通俗性的审查，注重对知情同意书弘扬中国文化的审查。

（一）注重审查知情同意书内容的中医科学性和临床基础

中医药是有别于西医药的医学体系。中药的成分、作用机理远比西药复杂，但由于中药与中医不可分割，具有源于中医、是中医重要组成部分的特点，中药的使用、研究便有了自身的优长。中药研究严格的表述应为中医药研究。中药研究不仅要以中医的科学理论为基础，而且要以中医临床实践为基础。具有坚实临床基础的经典方剂、经验方剂是中药研究的基本内容。因为临床基础是中医科学性的有力证明。在长期的临床使用中安全、有效，不仅是中药研究选题的基本原则，也是中医药研究中受试者安全的基本保障。从中医药的这个实际出发，突出中医自身的理论、原则、方法和临床基础，是发展中医药的内在逻辑，是中医药研究顺利进行的重要前提，也是中医药研究中受试者安全的基本保障。这个观点，在前几章中已经作了说明。[1]中医药研究伦理审查的这个特点和原则，也要落实在对

---

① 张金钟：《注重审查项目的临床基础——中医药研究伦理审查特点研究（一）》，《中国医学伦理学》，2014 年第 4 期；张金钟：《论中医药研究伦理审查的整体原则——中医药研究伦理审查特点研究（四）》，《中国医学伦理学》，2016 年第 5 期；张金钟：《注重审查项目的辨证论治内容——中医药研究伦理审查特点研究（二）》，《中国医学伦理学》，2014 年第 5 期。

受试者知情同意书的审查上，即注重审查知情同意书是否对项目的中医科学性和临床基础作出了准确、全面说明。

在伦理审查的"形式审查"、主审委员审查、会议审查、跟踪审查诸环节，都要注重对受试者知情同意内容的审查，当然，在不同的环节有不同的侧重。比如，在主审委员审查和会议审查环节就要着重审查知情同意书内容的中医科学性和中医临床基础。在对项目中医科学性的审查上，尤其要厘清项目依据的中医理论、方法与借鉴西医药方法的关系。近年来，在中医药研究中，为了揭示中医药的机理和中医药的临床效果，无论是在单方药研究上，还是在复方药研究上都越来越多地应用了西医药研究的方法。事实证明，在中医药研究中借鉴西医药的方法，说明中医药复杂机理、证明中医科学性和有效性是非常必要的。所以在中医药研究的受试者知情同意书中，实事求是地说明与试验药物相关的西医药和其他科学技术的理论、方法，是必要和重要的。需要强调的是，在中医药研究中，必须以中医思维、中医基本理论方法和临床基础为本、为主，以西医药研究的方法为辅助、为用，要避免将中医药研究西医药化的倾向，不能用西医药研究的理论、方法取代中医的思维、理论、方法。这不仅是中医药研究的基本原则，也是中医药研究伦理审查的基本原则，是对受试者知情同意审查的重要原则。这个原则，不仅适用于对单纯的中医药研究项目的伦理审查，而且适用于具有中西医结合特点的中医药项目的伦理审查。因为中医思维、中医基本理论方法和临床基础，不仅是中医药研究顺利进行的保障，也是受试者安全的保障。

这个道理，受试者未必知晓，由这个道理决定的注重中医思维、中医基本理论方法保障受试者安全的工作原则，伦理委员会却必须毫不动摇地坚持。因为在实践中，偏离中医思维、中医基本理论方法的倾向是存在的。比如，许多中医药研究项目采用的中医证型与西医病名结合在一起的表述就很不准确，存在着将中医的"证"等同于西医的"病"的问题。经常可以看到，"……方剂治疗……病（……证）的人体试验研究"的表述。"……病"是西医的病名，"（……证）"是中医的证。这种表述，明显地将中医的"证"等同于西医的"病"了。这样的题目不严谨，违背了中医学的"药""证"统一原则。将中医的"证"等同于西医的"病"，不但会导致受试者知情上概念混淆、受试者遴选的混乱、试验的结果也难于评价，受试者的安全也得不到保障。

（二）注重审查知情同意书表述的通俗性

受试者知情同意的基本前提是受试者能够读懂知情同意书，对知情同意书告之的内容有清楚的认知。落实到知情同意书文字表达上，就是通俗易懂。所以对知情同意书的审查，不仅要注重其表述的科学性，而且要注重其表述的通俗性。

在中医药研究伦理审查的"形式审查"环节，就要注重审查知情同意书的通俗性。不仅要审查有无知情同意书，而且要审查知情同意书是不是便于受试者理解。比如，在知情同意书的行文次序上，为方便受试者对将要参加试验的明确认知，应先讲研究依据的事实，再讲研究依据的理论、方法。首先，说明试验药物所具有的临床基础，说明试验药物在临床上应用的时间跨度，用于治疗的病、证，在临床使用中是否安全、有效，有无毒副作用；其次，说明试验药物在临床上应用所依据的中医理论、方法。在知情同意书的文字表述上，应以非中医药专业的、大众能够读懂和理解为标准。对知情同意书通俗性的审查，也应是主审委员审查、会议审查、跟踪审查的内容。中医药专业的委员要从专业的角度评判知情同意书是否将中医药专业的内容通俗地讲解清楚了，非中医药专业的委员如社区人士则要从自身的角度评判是否能读懂知情同意书。

对此，国家中医药管理局 2010 年颁布的《中医药临床研究伦理审查管理规范》（以下简称《中医药规范》）已明确规定："知情同意书语言和表述符合受试者理解水平。"但事实上，在知情同意书中，中医内容不通俗、不易懂的问题仍比较普遍地存在着。经常可以看到，一些研究项目的《知情同意书》"告知"部分，复制试验设计的内容，只有中医学术的语言、专业的表述，例如"脾运无权""升清和胃""补肾填髓"等，中医学专业之外的受试者读起来不仅拗口、晦涩，而且难于理解，显然做不到对研究内容的知情。其实，中医药不能通俗说明，也是制约中医发展的重要原因。显著的临床疗效是中医学为大众接受的根源，但是中医学理论特殊的概念、理论和文言表述却制约着大众对它的理解。所以中医学概念、理论表述的通俗易懂是为大众理解的需要，是中医学传承、发展的需要，也应落实在中医药研究中。在这个意义上说，知情同意书作为请受试者知情、表达参加中医药研究意愿的文本，也应当成为普及中医理论、方法的载体。

当然，知情同意书的通俗性是相对其科学性而言的，强调知情同意书的通俗性绝不是弱化其科学性。事实上，科学性与通俗性统一恰恰是生物医药研究受试者知情同意书的文本特点，中医药研究的受试者知情同意书当然也不例外。

（三）注重在审查受试者知情同意的过程中弘扬中国文化

中医药研究与西医药研究的一个显著区别是，中医药是根植于中国文化传统的医药学，中医药研究是以中国文化为背景的科学研究。中医药具有鲜明、深刻的中国文化价值。1954 年，毛泽东就曾指出，中医问题，是文化遗产的问题。要把中医提高到对全世界有贡献的水平上。[①]2010 年，习近平指出，中医药学……是中国古代科学的瑰宝，也是打开中华文明宝库的钥匙。[②]在中国文化的基础上深入研究中医药和在中医药研究中弘扬中国文化，是中医药研究的历史责任。中医药研究不仅具有重要的科学技术内涵，而且是中国文化传承的载体。在中医药研究中弘扬中国文化，既要解决理念问题，也要解决在实际工作中落实的问题。就对中医药研究受试者知情同意书的审查而言，应在三个层面上做工作。

第一个层面，要审查知情同意书是否体现了对受试者的尊重、维护了受试者权益。知情同意书是提交给受试者的重要文本，对受试者的尊重至关重要。受试者是为科学研究承担风险的奉献者，他们参加研究的意义绝不仅仅是对一项研究中科学假说的验证，而是对医药学事业的支持，是用自己的行动践行奉献精神、推动社会文化进步，是弥足珍贵的。所以对受试者的尊重，既是研究者对受试者的尊重，也是社会对受试者奉献行为的肯定。当然，在一定意义上说，社会对受试者奉献行为的肯定、褒奖，是通过研究者表达的。还需要指出，这种肯定、褒奖最为基础的表达就是尊

[①]　参见中共中央文献研究室编：《毛泽东年谱（一九四九——一九七六）》（第二卷），中央文献出版社，2013 年，第 245 页。

[②]　《习近平出席皇家墨尔本理工大学中医孔子学院授牌仪式》，《人民日报》，2010 年 6 月 21 日。

重受试者。具体来说，尊重是体现在方方面面的。比如，知情同意书中对受试者的称谓，就必须体现对受试者的尊重。对象包括受试者、受试者家属、受试者监护人。知情同意书的抬头，应用"尊敬的……先生""尊敬的……女士""尊敬的患者家属""尊敬的患者监护人"的称谓，不能用"患者""受试者""病人""患者家属""患者监护人"；行文中用的第二人称应用"您"，而不能用"你"或者省略。当然，对受试者的尊重不能停留在知情同意书的称谓上，而是要落实到知情同意书文本上，还要落实在受试者招募到研究结束过程中，落实在最大限度维护受试者安全上。

第二个层面，要审查知情同意书是否荷载着中国文化。要从中医的、中国文化的视角审查知情同意书。前已述及，中医药研究知情同意书，既包括科学严谨的文字，也包括对研究内容通俗易懂的说明。这里还要指出，中医药研究知情同意书的这个文本特点不仅是使受试者读懂该项研究的目的、方法和参加研究的风险、受益，而且要以中医药研究为载体来弘扬中国文化。知情同意书作为送交中医药研究项目受试者的文本，应通过研究项目反映中医药研究的特点和实际，反映中国文化。中医药研究项目的知情同意书应当是文化自信、民族自信的载体。在审查中医药研究项目知情同意书的实际操作中，要审查研究项目是否存在中医药研究西医药化，是否存在套用西医药研究项目文本的问题。涉及现代科学技术、应用西医药研究方法的中医药研究项目，要坚持中医为"本"，现代科学技术和西医西药研究方法为"用"的原则。

第三个层面，要开展对受试者知情同意的跟踪审查。国家中医药管理局 2010 年颁布的《中医药规范》第十五条第五款已明确规定，"知情同意应当符合完全告知、充分理解、自主选择的原则"，但对受试者知情同意的跟踪审查，还应进一步强调。因为"完全告知、充分理解、自主选择"很容易被理解为受试者参加试验之前、签署知情同意书之时。而受试者知情同意既应包括参加试验之前，也包括受试者参加试验之中，还应包括受试者完成试验之时。与其相对应，《中医药规范》第二十一条规定的伦理委员会对已批准项目"从批准研究开始直到研究结束"的"跟踪审查"，包括了"复审、修正案审查、年度／定期跟踪审查、严重不良事件审查、违背方案审查、提前终止研究审查、结题审查"，其中也未将对受试者知情同意的跟踪审查列入。同样，原国家食品药品监督管理局 2010 年 11 月 2 日颁布的《药物临床试验伦理审查工作指导原则》（国食药监注〔2010〕436 号）也没有对受试者知情同意的全过程审查。原国家卫生和计划生育委员会 2016 年 10 月 21 日颁布的第 11 号令《涉及人的生物医学研究伦理审查办法》的第十八条"涉及人的生物医学研究应当符合以下伦理原则"的"（一）知情同意原则"规定了"尊重和保障受试者是否参加研究的自主决定权，严格履行知情同意程序，防止使用欺骗、利诱、胁迫等手段使受试者同意参加研究，允许受试者在任何阶段无条件退出研究"。在"跟踪审查"的五条内容中，仍未将受试者知情同意列入。尽管可以将对受试者知情同意的全过程审查纳入第五条"其他需要审查的内容"，但按照受试者知情同意的重要程度来说，是应明确列出的。

由此可见，尽管对中医药研究伦理审查中知情同意特点的研究，以及在中医药研究中落实受试者知情同意原则的建议，是就中医药研究伦理审查的特殊性而言的，意在彰显中医药研究领域维护受试者权益的道德自觉，提高中医药研究伦理审查工作的整体水平。但是不能将中医药研究伦理审查的特殊性理解为生物医药研究伦理审查的特例。因为普遍性是寓于特殊性之中的，特殊性本身就包含着普遍性，所以也希冀笔者的建议有助于广泛的生物医药研究伦理审查研究，有助于生物医药研究伦理审查实践整体水平的提高。

第七章　生物医药研究伦理审查的
体制机制建设

中医药研究伦理审查特殊性的实现有利于生物医药研究伦理审查整体水平的提升，而生物医药研究伦理审查的整体水平的提升也为中医药研究伦理审查特殊性的实现提供保障。

生物医药研究中人体试验的伦理委员会建设和伦理审查工作，受到关注的程度越来越高。提高伦理委员会成员的素质和水平，规范伦理委员会的工作程序，牢牢把住生物医药研究中人体试验的伦理底线，提高伦理委员会的工作效率和实际效果，已经成为人们的普遍共识。① 从总体上看，我们的伦理审查工作在健康、有序发展。但也必须看到，伦理委员会建设存在着发展不平衡、审查不规范的问题。着眼于生物医药伦理审查的实际，解决伦理审查实际运行中存在的薄弱环节上的问题，是提高我国伦理委员会建设整体水平的当务之急。笔者认为，当前要着力加强体制机制建设。

---

① 许嘉齐:《提高医药伦理审查质量，促进生物医药科技发展》,《医学与哲学》(人文社会医学版),2010 年第 3 期。

一、伦理审查在实践操作上存在三个薄弱环节

综观生物医药研究中人体试验的伦理审查，以下三个薄弱环节需引起重视。

（一）对项目设计、论证的伦理审查弱，甚至缺失

四十多年来，伴随着科学技术是第一生产力理念深入人心，科技兴国战略扎实推进，国家和各级政府对科学技术研究的投入不断加大，科学技术事业快速发展，科学技术研究项目的质量和数量不断提升，项目管理的规范化水平不断提高，逐步形成了科学技术研究项目申报、受理、论证、审查、资助、检查、评估、奖励体系，取得了辉煌的成就，我国正在从科学技术研究大国向科学技术研究强国转化。但从发展的眼光看，在项目设计、论证、管理上，也存在一些问题。生物医药研究的伦理审查薄弱便是其中之一。审查生物医药研究项目设计的科学性、创新性和技术上的可行性，是必要和重要的。但对项目设计的伦理审查同样必要、重要，对包括人体试验的项目的伦理审查尤其必要和重要，是科学研究项目的必要性和科学性的重要内容。我们的科学技术研究有没有伦理审查呢？有。但普遍的做法是，伦理审查在项目获准立项之后、项目启动之前，严格说是在人体试验开展之前。这个时候，项目已经获得批准，研究方法、技术路线、试验设计等均已确定，一旦在伦理审查中发现了问题，就必然处于两难的境地。如果修改项目设计，就需要重新审查方法和技术、重新报批；如果修改伦理审查结论，等于放弃了原则。可见，项目设计、论证这个重要环节上的伦理审查是不可或缺的。

（二）对科学研究过程的伦理审查弱

近年来，有关人体试验的伦理审查越来越受到重视，伦理委员会的职能在不断实现。但是对科学研究的全程伦理监控，还有许多工作要做。在相当大的范围内，伦理审查存在着毕其功于一次会议审查的现象。尽管在绝大多数的通过伦理审查项目的批准文件中，明确告知研究机构，伦理委员会将在项目进行中全程跟踪，随时进行伦理检查，但严格兑现的却很少。

（三）对伦理委员会特别是伦理审查的评价弱

伦理委员会是一个独立于科学研究机构的组织，其对科学研究项目的伦理审查和作出的审查结论具有权威性。从总体上看，伦理委员会的工作促进了科研人员在科学研究中遵守伦理准则的自觉性和主动性。但也必须看到，我们的伦理委员会建设和伦理审查工作，在机构设置、人员组成、审查程序、审查结论表述等诸多环节上都存在着参差不齐的问题。截至目前，我们开展了伦理审查的规范化培训工作，却没有权威的对伦理委员会组织建设、伦理审查工作的监控、评估机构。这与对伦理委员会工作的"独立性"的片面性认识有关，伦理委员会工作的"独立性"是相对于研究机构、研究人员而言的，更是以规范的工作、恪守伦理原则、严谨的工作态度为前提的。事实上，对伦理委员会的监控、评估恰恰是其坚持伦理原则、独立开展工作的基本保障。从伦理委员会的"责任""权利""义务"的相互关系看，接受审查和评估，正是与其从事伦理审查权利相对应的义务，是担当崇高的社会责任、做好伦理审查工作的前提和基础。

二、伦理审查薄弱环节的成因分析

伦理审查存在薄弱环节的原因包括理念上的、体制机制上的两个方面。

（一）在理念上，在科学研究中，存在着伦理审查外在于生物医药研究的观念

长期以来，将生物医药的自然科学性质绝对化、将生物医药研究等同于狭义的科学技术研究的认识，比较普遍地存在着。从纯粹的"科学""技术"的意义上界定生物医药研究，与生物医药研究在近代以来的发展直接相关。近代生物医药最为显著的特征是依托科学技术的发展。科学技术的一个个成就武装了近代生物医药学科。从人体整体到系统、到器官、到组织、到细胞、到亚细胞结构，从对疾病发生发展转归机理的认识到疾病的预防、诊断、治疗、康复，人们对人的生物学性质、医学的科学技术性质的认识越来越细微。但同时，人的社会科学性质、医学的人文科学性质逐步离开了人们的视野，成为人们对生物医药认识的"盲点"。在许多人看来，生物医药与人文社会科学渐行渐远，甚至根本不搭界。当前，伦理审查滞后于科学技术审查，在本质上是生物医药研究中存在的科学技术至上论的一种表现。追根溯源，是因为将生物医药研究的科学技术性质与人文性质割裂开来了。

人们会说，生物医药研究并没有排斥伦理，并没有排斥人文社会科学。比如，人们经常强调，道德是从事生物医药研究人员的基础素质，道德高尚的人才能学习生物医药，才能从事生物医药研究，从事生物医药研究必须具备良好的道德素质。但稍作分析便会发现，生物医药研究对人文

社会科学的认同，是从一般的意义上切入、是在超越学科界限的意义上接纳人文社会科学的。当说到生物医药研究的内容时，人们就总是自觉不自觉地把生物医药研究归结为自然科学和技术科学。这显然是不正确的。因为伦理不仅是生物医药研究的基础，而且内在于生物医药研究之中，从来是与生物医药相伴生的，是生物医药研究的目的、重要内容和归宿。生物医药研究从来是以为人类造福为目的和目标的，真正意义上的生物医药进步，不仅是科学技术进步，而且是道德进步，并且首先是道德进步。这是生物医药学科的本质和最为基本的属性，是生物医药学研究必须牢牢坚守的底线。

生物医药学科人文社会科学性质的实质是生物医药以人为本。中国自古以来强调的"医乃仁术"，深刻反映了生物医药的科学技术性质与人文性质的统一。"仁"和"术"有机结合、不可分割地内在于生物医药活动之中。"仁"和"术"分离，在理论上是错误的，在实践上是有害的。这是对生物医药研究的伦理审查为何要从立项开始的逻辑依据和根本原因。所以伦理审查和伦理审查委员会建设，是生物医药研究自身规范发展的要求，在本质上是生物医药研究自身的建设，是生物医药的人文科学性质的彰显，是实现和维护科学研究合伦理性的保障和手段。

但在现实的生物医药研究中，有的项目只重视"术"，一开始就将"仁"束之高阁，甚至忽略、遗忘了"仁"；研究者思考、论证的只是科学技术上的创新和实现的可能性，缺乏对研究的伦理研判和论证。近几十年来，伦理审查得到广泛重视、普遍关注，纠其实质，是对生物医药研究中存在的"仁"和"术"分离问题的反思和纠正。从全国的生物医药研究看，伦理审查委员会已经普遍建立，成为科研机构的组成部分，伦理审查正在成为生物医药研究的必经环节，遵守伦理规则、接受伦理审查正在成为生物医药研究人员的自觉。①

但是将生物医药学等同于自然科学、技术科学的观念仍根深蒂固地存在着，并潜移默化地影响着人们的行为，"仁"和"术"的割裂时有表现。当前，防止"仁"和"术"的分离，要摒弃"市场诱惑"和对"名""利"的追求。必须看到，确立生物医药具有自然科学和人文社会科学双重性质的理念，认真贯穿和真正实现生物医药研究的"仁术"性质，并不容易，还有许多工作要做。这是生物医药研究伦理审查水平参差不齐，甚至存在"走过场"现象的重要原因。质言之，生物医药伦理审查反映着人们生物医药研究的基本观念。不管人们是否承认，人们的道德境界和对生物医药研究道德属性的认识决定了伦理审查工作的摆位，决定着伦理审查工作能否落在实处、能否达到预期的水平。

当然，对科学研究的伦理审查同样不能脱离、替代科学审查。②实事求是地说，对一项研究的合乎伦理性质的审查，本身就包含着对该项目的科学审查。因为生物医药研究中的"仁"和"术"是一个整体，是合而为一的。"仁"规定着生物医药研究的目的和方向，"术"则是实现目的、沿着正确方向发展的方法和手段。科学技术从来是在经历道德检验、科学检验的过程中发展的。我们反对和批判伪科学，是因为伪科学在与伦理相悖的同时，违背了科学和技术的基本原则。所以对一项生物医药研究的科学

---

① 张金钟:《规范伦理审查行为的有效途径:兼论伦理委员会责任、义务的实现》,《中华医学信息导报》,2010 年第 11 期。

② 参见茅益民:《临床研究中的受试者权益保障面临的挑战》,《医学与哲学》(人文社会医学版),2010 年第 3 期。

技术审查包含着（严格说是兼顾着）对该项研究的伦理性的审查，对一项生物医药研究的伦理审查包含着（同样是兼顾着）对该项研究的科学性的审查，二者互相配合、相得益彰，确保"医乃仁术"，当是生物医药研究审查的理想境界和现实追求。

（二）在体制机制上，有关生物医药研究政策、法规，存在着不够完善、相互不够协调的问题

先进理念的确立，需要体制和机制建设来保障。应当说，伦理审查已经纳入了我国的医疗卫生管理、食品药品监督体系，已经成为医疗卫生管理、食品药品监督体制的组成部分。国家卫生部 2007 年 1 月制定的《涉及人的生物医药研究伦理审查办法（试行）》总则第三条，对必须接受伦理审查的涉及人的生物医药研究和相关技术活动作了明确的界定："（一）采用现代物理学、化学和生物学方法在人体上对人的生理、病理现象以及疾病的诊断、治疗和预防方法进行研究的活动；（二）通过生物医药研究形成的医疗卫生技术或者产品在人体上进行试验性应用的活动。"第二、三、四章分别对"伦理委员会""审查程序""监督管理"作了具体的规定。原国家食品药品监督管理局 2003 年 6 月修订的《药物临床试验质量管理规范》第五条指出："在进行人体试验前，必须周密考虑该试验的目的及要解决的问题，应权衡对受试者和公众健康预期的受益及风险，预期的受益应超过可能出现的损害。选择临床试验方法必须符合科学和伦理要求。"2005 年 1 月，该局颁布的《药物研究监督管理办法（试行）》第五十条明确规定："所有临床试验开始前必须经独立伦理委员会审核批准。"可见，原卫生部、原国家食品药品监督管理局分别从各自管理的角度对人

体试验必须接受伦理审查作了规定，对伦理委员会建设作了规定。

这些规定在规范生物医药研究的伦理审查、维护受试者的权益上发挥了很好的作用。但着眼于实践就会发现，这些规定尚有待完善。比如，涉及人的生物医药试验一般都依托于科学研究项目，是具体的科学研究项目中的组成部分，那么伦理审查是在包含人体试验的科学研究项目立项之前还是在立项之后呢？原卫生部的伦理审查办法和原食品药品监督管理局的管理规范都没有作出规定。实践中现行的做法往往是在立项之后、"进行人体试验前"。事实上，实践中的做法与有关规定的不完善，在逻辑上是一致的。比如，原国家食品药品监督管理局 2010 年颁布的《药物临床试验伦理审查工作指导原则》第二十条指出："伦理审查申请人须按伦理委员会的规定和要求向伦理委员会提交伦理审查申请。"而"提交伦理审查申请的文件"中包括"国家食品药品监督管理局的《药物临床试验批件》"，没有对涉及人体试验的科学研究项目伦理审查的报告。

伦理审查在科学研究立项阶段缺失的普遍存在与项目管理的规定直接相关。《国家自然科学基金条例》（国务院 2007 年 2 月颁布）中也没有对涉及人体试验的生物医药研究项目提出伦理审查的要求。该条例第十五条将评审的内容界定为"评审专家对基金资助项目申请应当从科学价值、创新性、社会影响以及研究方案的可行性等方面进行独立判断和评价，提出评审意见"。也就是说，申报国家自然科学基金项目的生物医药研究在立项阶段，无须接受伦理审查。

这当然不是说国家自然科学基金委员会不重视道德建设。我们看到，《国家自然科学基金条例》第九条对国家自然科学基金项目依托单位须履行的职责中规定，要"审核申请人或者项目负责人所提交材料的真实性"，

第十一条要求，"申请人应当对所提交申请材料的真实性负责"；第十三条规定，"基金管理机构应当聘请具有较高的学术水平、良好的职业道德的同行专家，对基金资助项目申请进行评审"。国家自然科学基金委还制定了"监督检查暂行办法""受理投诉和举报暂行办法"。但这些规定的立足点是职业道德的诚信层面，是对项目申报人、项目评审专家的职业操守的规定，并不是针对研究项目内容的、维护受试者权益的规定。

基于以上分析，加强生物医药研究中人体试验的伦理审查，要关口前移，有针对性地开展工作。一要转变观念，二要健全体制和机制。转变观念和健全体制机制是相辅相成、相互促进的。当前，尤其要重视体制机制建设。因为观念的转变往往是一个长期的过程，缩短这个过程，需要强有力的体制机制建设。又因为体现着先进理念的体制机制既是导向，又是保障，既可以有力地规范和推动伦理审查工作，也可以促进与伦理审查相对应的先进理念的确立。

三、深化体制机制建设，提升伦理审查的整体水平

加强伦理审查的体制机制建设可在两个层面上进行。

（一）在生物医药伦理审查的体制建设上，应在三个"密切配合"上着力

第一，道德建设与法治建设密切配合。生物医药研究的伦理审查恪守的是生物医药研究的底线。牢牢把住底线，道德建设是重要和必要的，但只有道德建设这"一手"还不够，还要有法治建设这"一手"。不但要"两手抓，两手都要硬"，还要"两手"的有机结合。既要通过制定生物医

药研究伦理审查相关法律来维护人体试验研究中的道德，促进道德建设；又要通过揭示生物医药研究伦理审查相关法律体现的道德精神，实现人体试验研究的伦理自觉，促进法治建设。事实上，无论是原卫生部颁布的《涉及人的生物医药研究伦理审查办法（试行）》，还是原国家食品药品监督管理局颁布的《药物临床试验质量管理规范》，都在一定程度上体现了道德建设和法治建设的结合。从总体上看，当前仍要进一步加强生物医药研究伦理审查的法治建设。具体说，是完善生物医药研究伦理审查的相关条例，并积极探索生物医药研究伦理审查的立法。法律有别于道德，法治建设有别于道德建设，但法律、法规的颁布和执行，是道德建设重要保障和强大动力。

第二，有关生物医药研究人体试验的各级各类规定密切配合。前已述及，政府的许多部门已分别从各自的职责对生物医药研究人体试验的伦理审查作出的规定，在促进和规范伦理审查上发挥了很好的作用。但也必须看到，不同部门制定的规定存在着一定的差异。在实际操作中，同一个机构的伦理委员会要面对不同上级主管部门制定的规定，很是为难。所以行政主管部门之间应加强沟通、合作，实现不同部门颁布条例、办法之间的相互"兼容""对接"，要倡导生物医药研究人体试验的伦理审查的联合行动。如《国家自然科学基金条例》等各级各类科学研究基金条例不但要将伦理审查纳入立项审查，而且要实现与原卫生部《涉及人的生物医药研究伦理审查办法（试行）》、原国家食品药品监督管理局《药物临床试验质量管理规范》等有关规定的"无缝隙连接"。

第三，对生物医药研究的科学技术监管与伦理监管密切配合。在我们的科学研究管理的体制机制中，对伦理审查的管理还很薄弱，是管理体系的"短板"。当前,伦理评价不但要进入生物医药研究的项目评审、过程监督、成果评价体系,而且要像重视研究项目的科学技术价值一样重视研究项目的伦理价值,要创建科学技术监管与伦理监管有机结合的科学研究监管体系。

(二)在伦理审查运行机制上,应在以下四个环节上着力

1.伦理审查要前移,应始自科研设计、立项

伦理审查应当从项目设计、论证开始,对申报项目的伦理审查与科学技术审查应同步进行。目前伦理审查的现状是,伦理审查滞后于科学技术审查。研究项目通过科学技术审查、获得立项资助、准予开展研究后,换言之,在项目启动前才向伦理委员会提出申请,接受伦理审查。

科学技术进步是科学与伦理的完美统一,任何一项科学研究必须同时满足科学技术上可行与伦理上可行两个基本条件。所以对研究项目的审查,应当包括科学技术和伦理两个方面。事实上,我国高层次的科学研究资助计划项目审查中已经加强了伦理审查。比如,在包含人体试验项目的中医药"973计划"(国家重点基础研究发展计划)评审中就强化了对项目的伦理审查,在项目评审专家中已包含伦理学专家。"973计划"以加强原始性创新为战略目标,通过在更深的层面和更广泛的领域解决国家经济与社会发展中的重大科学问题,提高我国自主创新能力和解决重大问题的能力,为国家未来发展提供科学支撑,属于我国最高层次的基金项目。应当说,这是一个重要的导向,具有引领、示范作用,意义是十分重大的。

与科学技术审查同步进行的伦理审查,包括研究目的、内容、方法是否符合伦理。具体说来应包括三部分内容:一是审查研究目的,考察其是

否坚持了社会价值与科学技术价值的统一，并以社会价值为重；二是审查研究方法是否安全，考察其是否坚持了科学研究的安全性与科学性的统一，并以安全为重，最大限度地降低科学研究的风险，包括受试者的安全、环境安全、研究者安全；三是审查是否贯彻了受试者知情同意原则。

2.对人体试验的会议审查不是终极审查，要向后延伸

对通过会议审查项目的跟踪审查是伦理审查的重要内容。对一项科学研究的伦理审查是贯穿科学研究全程的。一项研究通过了伦理审查，绝不意味着伦理审查的结束，伦理审查要伴随着研究进行，一直延续到项目终结。审查的内容包括，受试者的保护是否得到了贯彻，受试者的受益是否落实，研究中受试者如果受到损伤是否得到了相应的补偿，研究中如果出现了不良事件是否作出了及时、有效的处置，并及时通报等。当然，对通过会议审查的研究的跟踪审查的形式是以抽查为主的。

3.要强化对伦理委员会的检查、评估

笔者认为，对伦理委员会工作的检查、评估亟待加强。检查、评估既包括对伦理委员会成员资质的审查，对伦理委员会规章制度、工作档案的审查，还应包括对伦理委员会工作样态、实际工作状况的审查。比如，旁听伦理审查会议、观摩随机伦理审查。目前，从总体上看，对伦理审查会议的审查，尚停留在程序是否规范、文件是否齐备、伦理委员会成员是否接受过培训上。这些形式层面上的审查是重要和必要的，但对伦理委员会工作内容的审查更为重要。五年前，中华医学会医学伦理学分会为推动伦理委员会建设工作，在天津召开伦理审查现场会，全国二十个省、自治区、直辖市的学者和管理人员现场观摩并参与了天津医科大学第二医院伦理委员会、天津市第一中心医院伦理委员会的伦理审查会议，与会人员结

合现场审查中的具体问题,与天津医科大学第二医院、天津市第一中心医院等的伦理委员会成员比较深入地交流了伦理审查工作,普遍认为收获大。现场会既是对天津几家医院伦理委员会工作的检查和推动,也是对全国伦理审查工作的推动。2010年,笔者提出的加强对伦理审查工作的检查、评估、指导的建议,①认为对伦理委员会、伦理审查工作的检查、评估是提升伦理委员会整体水平的重要抓手。提高伦理审查的质量和水平,应当由政府相关机构和学会、协会组织携手来做。原国家卫生与计划生育委员会中医药管理局已将伦理审查评估纳入中医临床研究基地评估体系,并联合世界中医药联合会的伦理审查组织开展伦理审查评估工作。在评估中,既查"硬件",也查"软件";既查形式,也查内容;既查制度、查文件、查记录,也现场观摩伦理审查会议;既访谈伦理委员会的主任、委员,也访谈承担生物医药研究的临床医生;既肯定符合规范的做法,也指出不足,效果很好。

4.在伦理培训中,应当强化对伦理委员会成员伦理审查能力的培训

伦理审查培训在提高伦理委员会工作水平上发挥了很好的作用。但进一步提高伦理培训的实际效果,还要从提高认识向提高能力发展,要从"务虚"向实际操作发展。提高对伦理委员会工作意义的认识是重要的,提高伦理委员会成员的伦理审查能力和水平同样重要甚至更为重要。比如,要在伦理审查一般培训的基础上,针对伦理委员会成员专业背景开展以完善伦理审查能力为目标的特殊培训。医药类专家要加强伦理、法律相关知识、原则的培训,伦理、法律类专家则要加强医学研究、药学研究相关知

① 张金钟:《规范伦理审查行为的有效途径:兼论伦理委员会责任、义务的实现》,《中华医学信息导报》,2010年第11期。

识、方法的培训，社区人员的培训也要有针对性地设计。人无完人，金无足赤，培训的实质是"补短"，是把伦理委员会成员各自在知识、能力上的"短板"补上。再如，在伦理培训中，要以提高培训实际效果为目标，既要有伦理学术报告，更要有围绕伦理审查实践中的重点、难点的案例分析。伦理培训最好依托整体水平高、运行规范的伦理委员会进行，最好有现场观摩伦理审查的内容，只有理性和感性、理论和实际有机结合，才能确保培训的实际效果。

生物医药研究中人体试验伦理审查的体制机制建设，属于生物医药进步和生物医药研究领域自律的范畴。作为他律的外在的管理是必要的，也是有效的，但作为行业自律的内在的管理更为重要。因为自律是一种自觉，是一种职业精神，是无悔的追求。生物医药研究是为人类造福的活动，是人类的福祉。我们高兴地看到，思考科学技术研究的伦理价值，切实保障科学技术研究目的、方法、手段和成果符合伦理，维护受试者的权益，正在成为生物医药研究者的主动和自觉。当然，严格说来，生物医药研究的伦理审查不仅包括直接的人体试验，还包括与人间接相关的试验，包括研究结果对人的直接、间接作用，甚至包括动物试验、研究结果对动物的作用等，但由于超出了本章的论题，不在此展开论述。

第八章　生物医药研究伦理审查的
风险意识和风险管理

生物医药研究伦理审查的风险意识和风险管理，是一个与提高伦理审查整体水平直接相关但尚没有得到应有重视的问题。揭示生物医药研究中风险存在的必然性，认识生物医药研究伦理审查防范风险的本质，厘清生物医药研究伦理审查中风险管理的内涵，提高生物医药研究伦理审查的风险意识，从伦理审查的角度最大限度地管控生物医药研究的风险，牢牢守住生物医药研究的安全底线，切实保护受试者的安全和权益，对于提高生物医药研究伦理审查的自觉性，规范当前的伦理审查工作，建设高水平的伦理审查委员会，是很有意义的。

一、生物医药研究伦理审查的本质是防控风险

生物医药研究中的人体试验必须接受伦理审查已经成为大势所趋，生物医药研究伦理审查的必要性和重要性已无人质疑，生物医药研究机构已普遍建立了伦理委员会，伦理委员会的标准作业程序（SOP）也在不断完善。但也必须看到，在伦理审查的实际操作中，"走过场"的问题仍然存在，说明生物医药研究伦理审查必要性和重要性的问题，即对生物医药研

究人体试验伦理审查的认识问题并没有得到根本解决。生物医药研究人体试验伦理审查的必要性和重要性的逻辑根据是什么？在一定意义上说，生物医药研究必须接受伦理审查既是社会对科学研究的限定，也是科学共同体的内部约定和科学研究人员的主动自觉，三者形成了合力。可社会为什么要作这样的限定？科学共同体为什么要作这样的约定？接受伦理审查为什么会成为科研人员的主动自觉呢？答曰：为了维护受试者的权益。再追问，为什么存在维护受试者权益的问题呢？因为受试者在生物医药研究中承担着风险。可见，从根本的意义上说，伦理审查的必要性和重要性的逻辑根据在于，要最大限度地防止、减少受试者在生物医药研究中出现风险。

受试者在生物医药研究中面对的风险有两个基本特点。

第一，受试者是在为人类认识和治疗疾病承担风险。为了解除某种疾病带给人们的危害，证明某种药物、器械、方法诊断治疗这种疾病的有效性，在机理研究、动物试验成功之后，必须进一步在人身上进行试验、验证。揭示体外物质或人体自身机理的科学发现，离不开人体试验；创造诊治疾病的药物、器械的科学发明，同样离不开人体试验。在人体上做试验，意味着有些人要面对危险。这些为了医学进步、为了大多数病人的利益面对危险的人就是受试者。就医学进步而言，让少数人承担风险是不得已而为之，是"两害相权取其轻"，是为了许许多多的人能够在药物的安全性和有效性被证实后再使用这种药物，使许许多多的人最大限度地避免风险、获得利益。但是这"两害"中的"轻"绝不能轻视。在试验中，由于研究中存在的不确定性，健康受试者面对着健康被损害的风险；患病受试者的疾病有可能在研究中得到有效治疗，也有可能治疗效果不显著、无效果，甚至出现副作用。所以生物医药研究中的受试者从来是受到尊重的，他们的称谓严格表述是志愿受试者，他们签署了知情同意书，志愿参加试验，他们的行为是一种奉献，他们的精神应当弘扬，所以生物医药研究中受试者的安全理应得到最大限度的保护。这是生物医药研究伦理审查深刻的逻辑基础，是生物医药研究伦理审查要牢牢坚守伦理原则的基本依据。

第二，受试者在生物医药研究中面对的风险与生物医药研究的探索性质相联系，具有必然性的，很难避免。人体试验是以健康人或病人为对象的研究，目的是揭示或证实试验药物、器械的作用及不良反应，如试验药物的吸收、分布、代谢、排泄，以确定试验药物、器械的安全性和治疗效果。人体试验是医药研究不可或缺的环节。虽然在人体试验之前已经进行了成功的动物试验，但人体与动物体毕竟存在着差异，动物试验的成功并不意味着人体试验一定成功，并不等同对受试者没有伤害；就人体试验而言，健康受试者能够耐受的某种新药，并不等同患特定疾病的受试者使用安全、有效；二期临床试验未出现意外事件，并不等同三期临床试验也不出现。事实上，生物医药研究中的风险还不止于此。在二、三期临床试验中，为了证明试验药物的有效性，有些受试者会被随机分配在试验研究的空白对照组，使用的是安慰剂，他们虽然避免了应用试验药物可能出现的风险，却面临着其所患疾病仅仅使用基础药物治疗，甚至未用药物治疗可能延误治疗的风险。

正是由于受试者是在为许许多多患者的利益承担风险，也正是由于受试者在生物医药研究中面对的风险难以避免，我们必须努力保护受试者的安全，使生物医药研究中人体试验风险出现的概率尽可能地降低，使受试者受到伤害的概率尽可能地降低，风险一旦出现，能够及时处置，最大限度地保护受试者的健康和权益。这是科研管理部门、科研人员、伦理委员会的共同职责。所以国家在有关法律、法规、条例中对保护生物医药研究人体试验受试者的安全和权益、防范风险作了明确的规定，保护受试者安全和权益、防范风险的体制机制在不断完善；所以要提高科研人员在生物医药研究人体试验中保护受试者安全和权益、防范风险的意识，自觉地保护受试者安全和权益、防范风险；所以要建立伦理委员会、健全生物医药研究伦理审查的制度，强化对生物医药研究人体试验的伦理审查。生物医药研究接受伦理审查，从社会对科学研究的限定，到科学共同体的内部约定、科学研究人员的主动自觉，是一个过程，这个过程反映着道德进步。伦理委员会建设和伦理审查的本质是防控受试者可能面对的风险。从历史上看，尽管伦理委员会和对生物医药研究人体试验的伦理审查，是针对二战期间法西斯纳粹、日本帝国主义侵略者惨无人道的所谓"人体试验"提出的，但伦理委员会和伦理审查受到人们的关注和重视，都是和保护受试者的利益、防控受试者可能面对的风险直接相联系的。

二、防控生物医药研究人体试验风险的规律

要提高预防、控制生物医药研究人体试验风险的实际效果，就要研究生物医药研究人体试验中发生风险的规律，就要研究防控生物医药研究人体试验风险的规律。

（一）在伦理审查与科学审查的统一上防控风险

在生物医药研究中坚持伦理审查与科学审查的统一，是防控人体试验风险的关键。伦理审查与科学审查的统一是相对二者的差异而言的。符合伦理、符合科学作为贯穿生物医药研究的两个基本原则，是从两个不同的角度对同一生物医药研究过程的规定。从伦理学的角度说，任何一项生物医药研究的出发点和落脚点都在于维护人民群众的健康利益、解除人民群众的病痛，都要始终维护受试者的权益。所以真正意义上的生物医药研究的起点、重点和过程，都反映着道德进步。从科学技术的角度说，任何一项生物医药研究都以事实和科学技术的原理为依据，都要坚持科学技术研究的基本原则。所以真正意义上的生物医药研究的起点、重点和过程，也都反映着科学技术进步。

但是所谓伦理学的角度与科学技术的角度，都是学科意义上的，都是相对的。用历史的眼光看，伦理审查与科学审查的差异的一个重要原因是科学技术的发展。在科学技术尚未独立或处于低水平发展的时候，医药学中的"道德"与"技术"浑然一体，医生在自己身上做试验，寻找为病人治病的方法。中国的神农"始尝百草，始有医药"；美国牙科医师莫顿为证明乙醚的麻醉效果，在用猫、狗做试验后，用自己的身体做试验，亲自体验并证明了乙醚的麻醉效果。伴随着科学技术在近代、现代的发展，科学技术学科化、专业化的步伐突飞猛进，医药学自身也成为一个庞大的体系；与科学技术的发展相对应，哲学、社会科学也在学科化、专业化，伦理学也构建了自己的体系。科学技术与伦理学的各自发展，使二者彼此"生疏"，以致医药学研究中出现了不尊重、无视受试者，甚至欺骗受试者的倾向，有些"医药学研究"严重背离了道德，成为社会丑闻。最终引发了包括医药学家、伦理学家、军人、政府官员在内的社会各界对医药学研究的道德反思。于是，医药学研究的道德内涵被重新揭示；"医药学研究"背离道德的行为被批判甚至受到法律的制裁，对医药学研究的道德约束成为必然要求和常规状态，伦理委员会和伦理审查快速发展。在这个过程中，医药学研究伦理审查的必要和重要越来越被理解，科学技术进步和道德进步实现了新的统一。我们看到，在医药学上伦理学与科学"合""分""合"的螺旋式发展，不仅是道德进步，而且是科学进步，在更高的意义上说，是社会进步。

伦理审查与科学审查的统一是当代生物医药研究的基本趋向。但在生物医药研究实践中，人们对伦理审查与科学审查内在统一的认识并不都处于一个水平，片面性认识仍然存在。片面性认识的具体表现有二：一是在伦理审查中忽略对研究项目创新点、技术路线、试验设计的科学性的审查，认为那是科学审查的事；二是在科学审查中强调理论和技术上的创新、突破，强调包括人体试验在内的科学试验的严谨、严密，对研究可能带给受试者的伤害及维护受试者权益，没能给予足够的重视。二者表现各异，但在本质上都是缺乏对伦理审查与科学审查的内在统一的认识。就伦理审查而言，要高度重视科学审查，特别是对科研设计是否科学严谨的审查。因为从伦理的角度说，科研设计不严谨的危害，不仅造成科研人力、财力的浪费，关键是使受试者在研究中承担的风险毫无意义。

伦理审查与科学审查的统一，要求伦理委员会与科技项目审查委员会携手，伦理评审专家与科技评审专家共同防范生物医药研究的风险，共同维护受试者的权益，共同促进生物医药研究的健康发展。生物医药研究各个阶段的人体试验，都既要重视和研究药物、器械对某种疾病的诊治作用，也要甚至更要重视和研究该药物、器械的副作用；对药物、器械治疗疾病的有效性的探索和证明，要以受试者的安全和权益保障为基础和前提。确定药物、器械诊治疾病的效果与降低受试者的风险是生物医药研究的基本原则。对此，一期临床研究要重视，二期临床、三期临床研究同样要重视。因为药物、器械副作用发生在健康受试者身上的后果与发生在患病受试者身上的后果会有差异，甚至差异很大。另外，副作用发生的比例落实在绝对人数上，与使用药物人群的数量的增加直接联系，重视四期临床研究、重视药物上市后评价的意义正在于此。研究药物、器械副作用对受试者的伤害，防范受试者的风险，是伦理审查的重点，也是科学审查的重点。科学审查和伦理审查都包含着审查副作用有哪些表现，发生的概率有多大，机理是什么。无论是科学审查，还是伦理审查，只重视试验药物、器械的"正作用"，忽视甚至无视"副作用"，不考虑药物、器械副作用可能对受试者造成的伤害，都是不负责的。总之，防范受试者在生物医药研究中的风险，伦理审查和科学审查必须形成一个合力。

伦理审查与科学审查要形成合力，但二者的作用并不是简单地加和，各自的功能也不是平分秋色，二一添作五。就保护受试者安全、防范风险而言，伦理审查的责任更大。换言之，当伦理审查与科学审查的结果存在分歧时，如果焦点是受试者承担的风险大，必须坚定地维护受试者的安全和权益。因为维护受试者的安全和权益，是生物医药研究必须牢牢坚守的、不可逾越的道德底线。道德底线守不住，不但受试者权益得不到保护，未来的药品、诊断治疗方法的使用者即众多患者也会面临风险。这正是伦理委员会存在的意义，正是伦理审查的职责所在。

（二）在科学研究与临床诊治的统一上防控风险

前已述及，以人为研究对象的生物医药研究，要最大限度地保障受试者的安全。为什么是"最大限度",而不能百分之百呢？因为科学研究存在着不确定性,风险客观存在、不可避免。正因为生物医药研究人体试验中风险不可避免,才必须最大限度地预防风险。由于二期临床研究、三期临床研究、四期临床研究的受试者都是患有某种疾病的患者,防控风险就更加重要。在生物医药研究中,患病受试者虽然与健康受试者承担着一样的义务,但患病受试者还与健康受试者不同,他们还是在接受治疗的病人。对他们来说,参加试验最理想的结果,是试验药物有利于受试者疾病的治疗。但是参加试验的患者所患疾病的发生、发展、转归本身就有一定的不确定性,再加上生物医药研究的不确定性,两种不确定性交集在一起,无疑增加了风险出现的概率。作为受试者的病人面临着风险,伦理委员会当然要认真评估试验设计是否最大限度地保障了受试者的安全和权益,当然要认真评估研究者关于防控风险的预案。

诚然,一项临床检查、治疗的有效性在以病人为研究对象的试验之前,已经得到了理论推导、动物试验、健康人体试验的明确证明,为以病人为研究对象的试验奠定了基础。但由于病人与健康人存在着差异,以病人为研究对象的试验的结果仍存在着一定的不确定性,可能是显效,可能是有效,也可能是效果不明显、不确定。所以以患者为对象的试验设计尤其要缜密,防范风险的措施尤其要全面,对可能出现风险控制的预案尤其要细致。

在伦理审查中,要查阅有关资料、询问研究者,认真评估受试者所患疾病发展的不确定性、医药研究的不确定性,认真评估试验可能带给患者的伤害;要检查有效处置不良事件特别是严重不良事件的预案,包括能否及时发现、迅即采取救治措施,能否迅速开启"绿色信封",针对病人所处的"试验药物治疗组"或"对照组"的具体情况，实施更加有效的治疗，确保患者生命安全；还要评估受到伤害的患者能否得到补偿，以及补偿是否合理。

（三）在社会效益与经济效益的统一上防控风险

现代社会生物医药研究的成果往往带来社会效益与经济效益，带给研究者荣誉和物质利益。追求社会效益与经济效益，追求荣誉和物质利益，已成为生物医药研究的综合动力。在追求社会效益，为解除患者的病痛服务，为提高人民群众健康水平服务的同时，获得经济效益，获得荣誉和物质利益，是正当的，应当给予鼓励和支持。但必须指出，社会效益与经济效益的统一，社会效益是处于首要位置的。因此，必须反对一味追求经济效益，必须反对一味追求荣誉和物质利益。这与维护受试者利益，防范受试者风险直接相联系。能否做到维护受试者利益、防范受试者风险，在一定程度上，是对研究者动机的检验。维护受试者的利益，防范受试者的风险，本身就是生物医药研究社会效益的内容。以社会效益为重，以解除患者病痛、提高人民群众健康水平为重，在本质上，包含着维护受试者的利益，包含着主动自觉地防范受试者的风险；生物医药研究在最大限度防范受试者风险的基础上取得成果，获得了社会效益，也必然获得经济效益，获得荣誉和物质利益。反之，把追求经济效益、追求荣誉和物质利益放在第一位，就会自觉不自觉地忽视甚至无视受试者利益和风险。而无视受试者的风险，在失去社会效益的同时，也会失去经济效益；即便一时侥幸，获得了经济利益，也不会长久，最终必将失去。

在伦理审查实践中，避免"利益冲突"，是防范重经济效益、重荣誉、重物质利益，轻受试者利益、轻社会效益的重要屏障。伦理审查人员与被审查项目没有利益上的关联，才能冷静、客观、公正地从事审查工作，才能作出正确的评价。

(四) 在常规管理与危机管理的统一上防控风险

在生物医药研究人体试验风险防控上，危机管理的作用不可替代。因为生物医药研究人体试验具有不确定性，伦理审查的目的、作用、方法都是预防、控制风险，生物医药研究伦理审查在本质上属于风险管理。特别是在人体试验中发生严重不良事件发生之后，当受试者的生命出现危象时，要及时、有效地救治受试者，迅速与受试者家人沟通情况，迅速在研究项目系统内通报、向上级主管部门报告，针对不良事件的后果给予受试者补偿，如实向社会说明情况等，都检验着研究机构的危机管理水平。伦理委员会对研究项目的跟踪审查，包括对研究机构处理严重不良事件的审查，目的是维护严重不良事件中受试者的权益。

重视危机管理是伦理委员会规范化建设的重要内容，但绝不意味着危机管理的作用大于甚至可以取代常规管理。事实上，常规管理与危机管理同样重要，在防范危机发生的意义上说，常规管理比危机管理更加重要。因为常规管理是危机管理的基础，基础扎实，即生物医药研究人体试验风险防范意识强、预防风险的措施得力，不良事件、严重不良事件发生的频率就低。反之，基础不牢，地动山摇，对生物医药研究人体试验风险的认识不到位，防范措施不得力，风险就随时会发生。在狭义上说，危机管理是针对正在发生的风险的管理。如果以生物医药研究人体试验风险的实际发生为时间节点，人体试验风险发生之前的预防为常规管理，人体试验风险发生之后控制风险的举措才是危机管理。控制、处理人体试验中的风险，危机管理的作用当然不可低估。但要防范危机于未然，关口必须前移，工作必须往"上游"做。把常规管理的各项工作做实了，虽改变不了生物医药研究人体试验固有的不确定性，不能杜绝风险，但可以减少风险发生的概率，杜绝不该发生的风险。可见，我们的伦理审查，要注重人体试验的风险管理，更要注重常规管理，既要审查防控风险的预案，更要审查研究的各个环节。

三、生物医药研究人体试验风险管理的制度保障

落实生物医药研究人体试验伦理审查的风险管理，制度建设是关键。近年来，中国生物医药研究伦理委员会建设和伦理审查工作快速发展，国家和有关部委的制度建设功不可没，为预防、控制人体试验风险提供了重要保障。

1998年6月26日，由全国人大颁布、1999年5月1日在全国施行的《中华人民共和国执业医师法》第五章"法律责任"第三十七条，对医师在执业活动中不能出现的十二种行为作出规定，其中包括，未经患者或者其家属同意，不得对患者进行实验性临床医疗，如违背，"由县级以上人民政府卫生行政部门给予警告或者责令暂停六个月以上一年以下执业活动；情节严重的，吊销其执业证书；构成犯罪的，依法追究刑事责任"。2002年8月4日，由国务院颁布、2002年9月15日起在全国施行的《中华人民共和国药品管理法实施条例》规定："药物临床试验机构进行药物临床试验，应当事先告知受试者或者其监护人真实情况，并取得其书面同意。"2003年8月6日，由原国家食品药品监督管理局发布、2003年9月

1日起在全国施行的《药物临床试验质量管理规范》规定："所有以人为对象的研究必须……力求使受试者最大程度受益和尽可能避免伤害。""进行药物临床试验必须有充分的科学依据。在进行人体试验前，必须周密考虑该试验的目的及要解决的问题，应权衡对受试者和公众健康预期的受益及风险，预期的受益应超过可能出现的损害。选择临床试验方法必须符合科学和伦理要求。"该规范将防控生物医药研究人体试验风险作为伦理委员会的责任，对伦理委员会的人员组成、性质、权利义务、工作方式、伦理审查的内容作了全面的规定。

2007年1月11日，原卫生部发布了《涉及人的生物医学研究伦理审查办法（试行）》，规定"开展涉及人的生物医学研究和相关技术应用活动的机构，包括医疗卫生机构、科研院所、疾病预防控制和妇幼保健机构等，设立机构伦理委员会"。"机构伦理委员会的审查职责是：审查研究方案，维护和保护受试者的尊严和权益；确保研究不会将受试者暴露于不合理的危险之中。"其第十四条"涉及人的生物医学研究伦理审查原则"规定，"对受试者的安全、健康和权益的考虑必须高于对科学和社会利益的考虑，力求使受试者最大程度受益和尽可能避免伤害"，"确保受试者因受试受到损伤时得到及时免费治疗并得到相应的赔偿"。原国家食品药品监督管理局2010年11月2日发布的《药物临床试验伦理审查工作指导原则》也明确规定，伦理委员会"履行保护受试者的安全和权益的职责"。伦理委员会"批准临床试验项目必须符合标准"的前两条分别是"对预期的试验风险采取了相应的风险控制管理措施""受试者的风险相对于预期受益来说是合理的"。当出现"预期的严重不良事件"时，"可实施快速审查"，当快速审查的结论为"否定性意见"或"两名委员的意见不一致"

"委员提出需要会议审查"时，"应转入会议审查"。"研究过程中出现重大或严重问题，危及受试者安全时，伦理委员会应召开紧急会议进行审查，必要时应采取相应措施，保护受试者的安全与权益。"

当前，在人体试验风险管理的制度建设上，一是要强化制度的完善，二是要强化制度的落实。关于前者，笔者的基本观点是，在生物医药研究人体试验的风险管理上，要完善制度、健全机制。鉴于第七章已有比较详尽的论述，在此不再展开说明。①

需要进一步强调的是制度的落实。尽管从总体上看，从国家相关部委到省、自治区、直辖市政府，再到开展生物医药研究的机构、从事生物医药研究的研究人员、伦理委员会成员，已经做了许多工作，效果也很明显。但也必须看到，伦理委员会建设和人体试验风险管理的重点和难点仍在制度的落实上。

例如，伦理委员会对包括严重不良事件在内的跟踪审查就很薄弱。2010年原国家食品药品监督管理局颁布的《药物临床试验伦理审查工作指导原则》第三十一条第四项规定："发生严重不良事件，所在机构的伦理委员会应负责及时审查，并将审查意见通报申办者。基于对受试者的安全考虑，各中心的伦理委员会均有权中止试验在其机构的继续进行。"目前，在对严重不良事件的处置、审查上，伦理委员会普遍不够主动，只停留在及时记载、通报上。

又如，生物医药研究人体试验风险的保险机制也没有落实。《药物临床试验伦理审查工作指导原则》第四十三条已规定："申办者应对参加临

―――――――

① 参见张金钟：《生物医药研究伦理审查的体制机制建设》，《医学与哲学》（人文社会医学版），2013年第5期。

床试验的受试者提供保险，对于发生与试验相关的损害或死亡的受试者承担治疗的费用及相应的经济补偿。申办者应向研究者提供法律上与经济上的担保。"应当说，为生物医药研究人体试验受试者购买保险，当严重不良事件发生时，由保险机构支付受伤害受试者的相关费用，是生物医药研究人体试验风险管理的重要举措。随着生物医药研究的快速发展，研究项目的数量不断增加，受试者的数量在不断增加，人体试验风险保险机制的建立已经很急迫。但保险机制落实难。原因在于，以药物和器械研发、制造为内容的研究和以探索人体疾病发生机理的研究，在资金支持强度上差异较大甚至非常大，同为医药企业的申办者经济实力也不相同。在这种情况下，不同申办者与保险公司在保险标的、赔付标准上不一致。经济实力弱的申办者存在侥幸心理。

再如，风险还来自受试者招募、管理等环节。个别受试者为获得参加试药的补偿，违反参加试验的基本规定，同时参加几个项目的试验，甚至一天里跑几个试验机构。①这样做的风险不仅会导致研究结果不可靠，最大的风险在于受试者同时应用几种不同的试验用药，可能对其健康和生命构成危害。所以维护受试者安全，包括落实受试者管理制度。

制度落实难，原因何在？一是对伦理审查重要性的认识不够高，二是对伦理审查的管理有待提高，根本原因在管理上。要落实制度，必须强化管理。笔者曾多次呼吁加大对伦理委员会工作的评估，加大伦理委员会工作的交流。对伦理委员会工作的评估既要包括查阅伦理委员会制度、工作档案，更要包括现场观摩伦理审查会议，包括访谈伦理委员会成员、访谈

---

① 参见葛江涛、于晓伟：《职业药品试验者生存录》，《瞭望东方周刊》，2013 年 4 月 8 日。

研究人员、访谈受试者。伦理委员会之间的交流，要多开现场会，多实地考察。另外，对伦理委员会工作的评估要纳入临床药理基地、临床研究基地的评估；对审查程序不规范、不能坚持原则的伦理委员会，坚决说"不"，实行"一票否决"。这样做，是对制度建设的有力推动。

四、风险管理与伦理委员会的审查能力建设

有效防范、控制生物医药研究人体试验中的风险，与伦理委员会的规范化建设直接相关。在组织建设、人员构成、基本素质、审查程序等问题解决以后，加强审查能力建设至关重要。

在伦理审查与科学审查的统一上防控生物医药研究人体试验的风险，就对伦理委员会成员的能力提出了要求。在项目申报、审批环节，要重点审查人体试验在研究项目科学技术创新中的作用，评估受试者是否存在风险、风险的性质，评估受试者风险的意义即风险与预期研究成果社会应用价值的比值。在研究项目启动之前，要重点审查人体试验《知情同意书》。既要审查《知情同意书》的形式，更要审查《知情同意书》的内容；既要审查研究项目在伦理和科学上是否严谨，也要审查在语言表达上是否通俗。目前可经常看到，一些研究项目的《知情同意书》"告知"部分，采取复制试验设计的办法，用科学研究的语言、专业化的表述，专业之外的人读起来拗口、晦涩，云里雾里。这样的"告知"根本起不到让受试者知情的作用，是不能通过伦理审查的。由于研究人员与受试者之间在专业背景上的差异，信息不对称的情况是普遍存在的，即使《知情同意书》"告知"的内容已经通俗易懂，受试者对参加试验要承担风险的理解，仍会存在某些不到位，更何况不通俗不易懂呢。所以伦理委员会成员要从受试者的实际出发，设身处地地审查《知情同意书》"告知"的内容。人体试验开始后，伦理委员会要对项目进行跟踪审查，以便随时发现问题，防控风险，采取措施，解决问题，维护受试者的安全和权益。

审查能力建设的重要方式是学习。伦理委员会由不同教育背景、专业背景、代表不同人群的成员组成，是防控人体试验风险的合理的制度设计。但在伦理审查实践中，不同教育背景、专业背景、代表不同人群的成员不是简单加和，更不能临时拼合，而必须有效沟通，形成合力，实现"非加和效应"。所以加强学习很重要。伦理委员会成员的学习主要包括集体培训解决共性问题、个别学习解决具体问题两种方式。一般地说，医药学科专业背景的委员，要学习伦理学、法学的理论、方法；伦理学、法学等专业背景的委员则要学习医学、药学、技术科学的理论和方法。具体地说，要以防范人体试验风险为目标，缺什么补什么。

比如，中医、西医专业背景的委员就要互相学习。针对西医学某种特定疾病的中医药治疗研究的伦理审查，要防范受试者风险，在考虑对西医病名确定症状改善的中医药研究时，就既要看到中医与西医在疾病认识上的相同点，更要看到中医与西医两大理论体系在疾病认识上的差异，不能在两大理论体系之间生搬硬套。而必须搞清楚中医与西医在具体疾病的认识上，哪些有可比性，哪些根本不可比。特别要坚持中医药认识疾病的基本理念，明确证型，坚持辨证论治。证型是中医认识疾病、治疗疾病的基础。证型分辨不清，甚至搞错了，治疗上必然会走偏，甚至风马牛不相及，不但无效，还会加重病人的痛苦，甚至带给病人危害。这就要求，对涉及中西医药临床研究人体试验的伦理审查，不仅要考虑同病同证的同治，更要考虑同病易证的易治，甚至要考虑易病易证的同治。这既是涉及中西医药临床研究的科学要求，也是伦理要求。因为几千年的中医临床实践和现代中医研究已经充分说明，同一种临床表现，可以有多种不同的证型，而不同的证型在本质上是不同的，甚至会完全不同，这种不同决定了在治疗上"法""方""药"的不同。这是中医药学的一个基本规律，是中医药学的理论特色，是中医药治疗疾病的优长，当然也是中医药学研究的难点所在。但这是中医药学研究必须坚持的原则。以现代科学技术为平台的中医药研究，绝不能违背这个规律，绝不能丢了中医药学的特色和质的规定性，绝不能放弃中国传统医学的优长。从证型的规律出发，坚持科学原则，就是坚持伦理原则。因为认识病人的证型，在"辨证"的基础上"论治"，才能保障病人的安全，才能从根本上防范作为受试者的病人的风险。

近年来，我国医疗卫生事业的发展有力推动了生物医药研究，国际知名制药企业看到中国发展的巨大商机纷纷抢占中国市场，国际多中心的研究项目不断增加，国人受试者的数量在不断增加，防范风险、保护受试者安全和权益的工作量越来越大，内容也越来越复杂，对伦理委员会审查能力的要求必然越来越高，能力建设的问题就越发凸显。某国外制药公司对新药在中国开展人体试验中严重不良事件的赔偿案件，涉及了审查该项目的伦理委员会在伦理审查中没有留存该制药公司为受试者投保的合同文本。受试者的保险合同是具有法律效力的、保障受试者在试验中发生危险时得到赔付的重要合同文本。在该案件的审理中，法官指出，伦理委员会应该审议试药保险措施，但涉案的伦理委员会没有留存合同文本。根据法律现行规定，伦理委员会为了保护受试人权益应该审核、留存。针对该案，北京市朝阳区人民法院向原国家食品药品监督管理局发出司法建议书，建议国家药监部门尽快建立保险措施备案制度、明确伦理委员会未尽审核义务的责任承担主体。[①]该案件说明，截至目前，尽管生物医药研究的纠纷大多发生在受试者与生物医药研究申办方即医药企业之间，但对伦理委员会的问责已见端倪。

---

① 参见刘洋：《老太试药休克，"拜耳"被判赔 40 万》，《新京报》，2013 年 2 月 22 日；李双：《老人试药休克起诉拜耳公司二审维持 5 万欧元赔偿》，《法制晚报》，2013 年 7 月 5 日。

第九章　药物上市后评价研究脆弱人群受试者风险的防控

对药物上市后评价研究的伦理审查，在实践中已很多见，但对其重视的程度还不够，缺乏深入的研究。其中，对脆弱人群受试者风险的防控即是一个特别需要重视、有待研究的问题。当前，在总结药物上市后评价研究伦理审查经验的基础上，认识防控脆弱人群受试者风险的意义，确立在伦理审查中防控脆弱人群受试者风险的基本原则，有针对性地规范药物上市后评价研究伦理审查的内容和方法，有益于生物医药研究伦理审查的完善，有益于提高药物上市后评价研究的水平，有益于医药事业的发展。

一、药物上市后评价研究必须维护脆弱人群受试者安全

(一) 防范脆弱人群用药风险的紧迫

2014 年 5 月 14 日，国家食品药品监管总局发布的《2013 年国家药品不良反应监测年度报告》再次引发了人们对药物不良反应的关注。该报告指出："2013 年，国家药品不良反应监测网络共收到药品不良反应 / 事件报告 131.7 万余份，比 2012 年增长 9.0%。其中，新的和严重的药品不良

反应／事件报告 29.1 万份，占同期报告总数的 22.1%。""从涉及患者情况看，65 岁以上老年人报告占 17.8%，较 2012 年明显增高。"原国家食品药品监督管理局提醒关注三方面问题：一是老年患者不良反应报告比例上升明显，应重视老年人用药安全性问题；二是中西药合并用药现象突出，应警惕药物的相互作用；三是不合理用药现象较为普遍，增加了药品安全风险，建议医务工作者和患者加强安全用药意识，防范用药风险。①

(二) 医药研究中脆弱人群受试者的内涵和外延

"医药研究中脆弱人群受试者"何所指？成为受试者的危重症患者、婴幼儿、孕妇、哺乳期妇女、老年人是也。截至目前，关于"脆弱人群受试者"的称谓并不统一，至少存在着"脆弱人群受试者""特殊人群受试者""弱势人群受试者"三个概念的表述。名称虽然不同，但指向的人群却基本相同。笔者认为"脆弱人群受试者"是较为严谨的概念。目前，广泛使用的"特殊人群受试者"概念并不严谨，其内涵和外延都比"脆弱人群受试者"宽泛。特殊是相对于普遍、一般而言的，特殊强调的虽然是事物之间的差异，提示人们重视事物之间的区别，但其本质仍是一般意义上的概念。在生物医药研究中，任何一个群体的受试者都有其特殊性，相对于其他群体受试者都有自己的特点，都是某个特殊群体中的受试者。比如，军人、医务人员、住院病人等都是有显著特点的特殊群体受试者。显然，将"特殊人群受试者"专用于危重症患者、婴幼儿、孕妇、哺乳期妇女、老年人受试者是不准确的。"弱势人群受试者"的用法也不合适，因为"弱势人

---

① 参见原国家食品药品监管总局网。

群受试者"中的"弱势人群"是相对"强势人群"而言的，是社会学、政治学领域的概念，在医药研究受试者中，显然没有"强势""弱势"之分。

笔者认为，脆弱人群受试者中的"脆弱"，主要是指受试者生命和健康的脆弱。显而易见，危重症患者相对于非危重症患者，其生命是脆弱的；婴幼儿、老年人的机体相对于青壮年，其生命是脆弱的；孕妇相对于未孕妇女，其生命是脆弱的；哺乳期妇女则涉及生命和健康脆弱的婴幼儿。正是由于这些群体生命脆弱，当他们成为生物医药研究受试者的时候，他们的安全才尤其应当得到保护。鉴于目前存在着的有关这个群体受试者的概念内涵、外延不清晰的状况，笔者提出两点建议：第一，将"脆弱人群受试者"作为医药研究人体试验的规范用语和概念；第二，脆弱人群受试者中应包括危重症患者受试者。

第二个建议的根据是，用于危重症患者诊断、治疗的器械和药物，都必须经过危重症患者人体试验这个不可回避的环节，婴幼儿、孕妇、哺乳期妇女、老年人受试者并不能替代危重症患者受试者。诚然，婴幼儿、孕妇、哺乳期妇女、老年人受试者与危重症患者受试者之间有交集，即在婴幼儿、孕妇、哺乳期妇女、老年人受试者中可以存在危重症患者；但危重症患者受试者却不仅仅限于婴幼儿、孕妇、哺乳期妇女、老年人受试者，还包括其他群体中的危重症患者受试者。目前，许多医药学研究的规定、规范都将危重症患者受试者排除在患病人群人体试验之外。应当说，这既不利于医药学研究的发展，也脱离了医药学研究的实际。事实上，在危重症患者救治中，既需要可用于非危重症患者的药物，也需要仅仅用于危重症患者救治的药物，但无论是哪类药物，回溯该药物临床研究的人体试验，都不能将危重症患者群体排除在外。在生物医药研究中，以危重症患者为受试者的人体试验，不但是必要的，而且是重要的，除非该项试验的结果不用于危重症患者。试想，没有通过危重症患者人体试验的研究项目，其成果怎么能用于危重症患者的救治呢？

（三）药物上市后评价研究脆弱人群受试者风险分析

对药物上市后评价研究脆弱人群受试者风险的研究，必须分析药物上市后研究的特点。

1.药物上市后评价研究中脆弱人群受试者的风险根源于上市后药物的特点

药物研究是一个过程，上市是药物研究的一个重要关节点。从一定意义上说，药物研究的目的就是上市，药物上市的基本前提是药物的安全性和有效性通过了包括人体试验在内的科学研究验证，满足了为患者治疗疾病的基本条件。但是上市并不是药物研究的终结，上市后研究就是接下来要进行的一个重要环节。为什么要开展上市后研究呢？因为药物上市前研究存在着不足之处。具体说就是，上市前研究受试者数量少、试验观察期短、受试者选择范围窄。按照新药研究的常规，二期临床试验病例数是一百对，三期临床试验病例数是三百对以上；再加上用药后观察时间有限、受试者纳入标准严格限定，有些药物的安全、有效虽基本得到了验证，但严格地说，验证并不够全面、不彻底。验证不全面、不彻底，就可能隐含着不安全因素，甚至存在风险隐患。在医药学历史上，令人最刻骨铭心的上市后药物不良事件是"反应停事件"。1959年，德国各地出生了肢体异常的婴儿。仑兹博士经过调查，1961年得出结论："婴儿畸形的原因是催眠剂反应停。""反应停"是缓解孕妇早孕反应的药物"沙利度胺"的商品名。该药由德国格仑南苏制药厂开发，1957 年首次被作为处方药。截至 1963 年，联邦德国、美国、荷兰、日本等国，共出生了因孕妇服用"反应停"而致畸的一万两千名婴儿。"反应停事件"的结果是"沙利度胺"退市，同时引发了人们对药物上市后评价的重视。

药物上市后评价研究包括四期临床试验研究和上市后再评价研究。四期临床试验是新药上市后应用阶段的研究，"目的是考察在广泛使用条件下的药物的疗效和不良反应，评价在普通或者特殊人群中使用的利益与风险关系以及改进给药剂量等"。[①]上市后再评价研究是根据医药学的最新研究，从药理学、药剂学、临床医学、药物流行病学、药物经济学、药物政策，对上市药物在社会人群中应用的安全性、疗效、不良反应、用药方案、费用作出的评价。我国《药品注册管理办法》第六十七条规定："药品生产企业应当考察处于监测期内的新药的生产工艺、质量、稳定性、疗效及不良反应等情况，并每年向所在地省、自治区、直辖市药品监督管理部门报告。药品生产企业未履行监测期责任的，省、自治区、直辖市药品监督管理部门应当责令其改正。"第六十八条规定："药品生产、经营、使用及检验、监督单位发现新药存在严重质量问题、严重或者非预期的不良反应时，应当及时向省、自治区、直辖市药品监督管理部门报告。省、自治区、直辖市药品监督管理部门收到报告后应当立即组织调查，并报告国家食品药品监督管理局。"

虽然四期临床试验研究与上市后再评价研究在研究目的、内容上存在着许多不同，但二者之间的共同之处是很明显的。第一，二者都处于药物

---

① 参见《药品注册管理办法》,2007 年 6 月 18 日原国家食品药品监督管理局局务会审议通过,2007 年 10 月 1 日起施行。

上市成为药品之后；第二，二者都以验证药品更广泛应用的安全、有效为目标；第三，二者都是以患者为受试者的人体试验。鉴于此，药物上市后评价研究的首要目标，是对其安全性的验证。但在事实上，无论是四期临床试验研究，还是上市后再评价研究，都存在着重视对药物治疗疾病效果的评价，忽视对受试者用药安全评价的倾向。似乎，药物的安全性在上市前已经证明，上市后无须再验证。其实不然，药物上市后研究第一位的任务仍是评价药品的安全性。因为一方面，伴随着用药者人数的增加，即使药物已知毒副作用发生的比率不变，但发生毒副作用的绝对人数显然会增加；另一方面，还可能出现药物上市前未知的毒副作用。需要特别指出的是，药物上市前已知的毒副作用，以及药物上市前未知的毒副作用，对脆弱人群受试者的危害最大。质言之，药物上市后，伴随着药物在大数量人群中的应用，其毒副作用导致的安全问题肯定会增多、隐患肯定会加大。

可见，药物上市后研究虽然具有上市前研究的基础，已应用于疾病的预防和治疗，但药物的安全性和有效性仍需要进一步证明，受试者仍承担着一定的风险；正因为药物已经应用于众多个体疾病的预防、治疗，防范、控制用药风险的责任越是重大，其中，防控脆弱人群受试者风险的责任越是重大。

2.中药上市后评价研究中脆弱人群受试者风险的特殊性

毋庸置疑，几千年来，中医药在疾病预防、治疗、康复中发挥了重大作用，其有效性已经在临床实践中得到了证明，促进了中药产业快速发展。2005年以来，我国中药产业增长率保持在20%以上，中成药产值达到

4136 亿元，同比增长 21.3%。[①]中药产业的快速发展对中药的质量和用药安全提出了越来越高的要求。包括老年患者在内的脆弱人群用药后出现的不良反应、不良事件，中药合并用药中存在的问题等，已经成为中医药学研究、医药管理、医药政策重点关注和需要解决的问题。在包括中医药四期临床研究、药物上市后再评价研究在内的人类医药学研究中，脆弱人群受试者安全，是重中之重。因为只有在脆弱人群受试者试验中证明是安全有效的药物，才能在众多的脆弱人群中广泛应用，才能减少脆弱人群用药后的不良反应、不良事件。

　　与西药相比，由于中药具有多组分、通过多种途径对多靶点发挥作用的特点，其内在机理复杂，其发挥作用的机制尚没有得到清晰的、全面的解析。相对于西医西药，中医药的基本理论、中药的结构和功能实现过程，具有显著的笼统和模糊的特点。中药的安全、有效早已是不争的事实，但对其安全、有效性的说明是笼统、模糊的；中药与西药一样也存在着毒副作用，但对毒副作用的说明，也是笼统、模糊的。这就是中成药研究、开发的基本背景。一方面，中成药以中医理论为指导，在坚实的临床应用的基础上研制，现代科学技术的理论、方法、仪器、设备、工艺的应用，使中药的配伍、组分、结构、作用机制、安全、有效，逐步得到了比较确切、细致的说明；但另一方面，中药配伍、组分、结构、作用机制、安全、有效的复杂性尚没有得到全面、精细的解析。在这种情况下，中成药研制要实现从个体辨证应用向广泛的群体应用越升，既有坚实的基础，又存在着一定的不确定性。在这种情况下，防范上市后评价研究中脆弱人群受试者

---

① 　参见郑格琳等:《中药产业持续高增长》,《中国中医药报》,2013 年 9 月 30 日。

的风险，越发必要和重要。

事实也提示，从 2003 年 1 月 1 日至 2005 年 6 月 30 日，有关葛根素注射剂的新发不良反应病例报告共 1006 例，其中 11 例死亡；2004 年 11 月，原国家食品药品监督管理局针对该注射剂可引起急性血管内溶血等严重不良反应发布了《关于修订葛根素注射剂说明书的通知》。2006 年 6 月，针对鱼腥草注射液不良反应报告 5488 例，严重药品不良反应 258 例，死亡 44 人，国家药品不良反应监测中心作出了暂停销售使用该药的决定。2008 年 10 月 19 日上午，原卫生部紧急通报，陕西省志丹县人民医院使用山西太行药业股份有限公司生产的茵栀黄注射液后，有 4 名新生儿发生不良反应，其中 1 名出生 9 天的新生儿死亡。①这些事例引发了原国家食品药品监督管理局对上市后药物的规范管理和对上市后评价研究的高度重视。

二、防控药物上市后评价研究脆弱人群受试者风险应坚持三个原则

关于在医药研究伦理审查中防控受试者风险，笔者曾针对人体试验风险发生的原因和防控风险的规律，提出要做到"四个统一"。"四个统一"的表述是，在伦理审查与科学审查的统一上防控风险、在科学研究与临床诊治的统一上防控风险、在社会效益与经济效益的统一上防控风险、在常规管理与危机管理的统一上防控风险。②这"四个统一"，反映了生物医药研究防控人体试验风险的一般规律，是适用于药物上市后评价研究伦理审查的。换言之，在药物上市后评价研究的伦理审查中，防控脆弱人群受试

---

① 《中药注射剂不良反应事件回顾》，《中国青年报》，2009 年 10 月 26 日。

② 参见张金钟：《生物医药研究伦理审查的风险意识和风险管理》，《中国医学伦理学》，2013 年第 5 期。

者风险，应遵循防控受试者风险的一般原则，要以一般原则为指导。同时，也必须指出，防控药物上市后评价研究脆弱人群受试者风险，一般原则的指导尽管必要、重要，但仍还不够，还要研究药物上市后评价研究防控脆弱人群受试者风险的特殊规律，提出并在伦理审查中坚持防控药物上市后评价研究脆弱人群受试者风险的具体原则。笔者认为，防控药物上市后评价研究脆弱人群受试者风险的具体原则有三个。

（一）紧密结合实际原则

以防控药物上市后评价研究脆弱人群受试者风险为目标的伦理审查，必须从在脆弱人群中开展药物上市后研究的实际出发，提高伦理审查的针对性。

1.要从药物副作用、不良反应的实际出发

脆弱人群受试者的风险与药物的副作用、不良反应直接相关。药物的副作用是药物在治疗剂量下出现的与治疗目的无关的作用；药物不良反应是指按照规范的用法、用量应用药物时，发生的与预防治疗目的无关的有害反应。药物副作用、不良反应的出现具有必然性，其难以避免的原因在于，药物作用于人体的选择性差。认识药物的副作用、不良反应是药物研究的重要内容。应当说，在药物上市后研究之前，人们对药物副作用、不良反应的认识已经比较全面、明确。但必须看到，伴随着药物应用范围的扩大，药物副作用、不良反应得到了充分的展现。2014 年，原国家食品药品监督管理总局加强了对药物不良反应风险的控制，在发布的七期《药品不良反应信息通报》中，通报了八个（类）药品安全性问题，在发布的十二期《药物警戒快讯》中，通报了七十余条药品安全性信息，进一步规范了药物研发、生产、使用的各个环节，对防控药物上市后研究脆弱人群受试者风险，也发挥了很好的作用。

这里有必要对中成药的不良反应作些分析。与西药一样，中药也存在副作用和不良反应。对此，古人早已有认识。"用药如用兵，不得已而为之"，"是药三分毒"，有些中药本身就是"以毒攻毒"，副作用更是难于避免。"歼敌三千，自损八百"是我们不愿看到却不得不接受的事实。但总体上看，制药企业对中成药副作用、不良反应的认识和说明远不如西药。比如，在许多中成药的说明书上，没有对该药物副作用的详细标注，甚至没有任何标注。原因何在？非不为也，乃不能也。与西药比较，人们对中成药不良反应的内在机理、微细物质基础的认识尚不清晰甚至未知。而不清晰、未知源于中成药有别于西药的复杂性。中成药的物质基础复杂、诸多成分的相互作用复杂、进入人体后的转换吸收过程复杂。根据中药在疾病预防、治疗、康复中的作用，可以推断，复杂性是它的优长。中成药的安全、有效就在于其目前尚难以说明的复杂性。但必须强调的是，我们不能沉迷于中成药的安全有效，甚至把中成药的安全有效绝对化，忽视它的不良反应。当前和今后需要下大力量做的，就是探索包括中成药在内的中药治疗疾病的复杂过程。具体到中成药的不良反应，就是具体、深入地研究中成药不良反应现象，揭示中成药不良反应的规律。这是中药研究的一个重要内容。笔者认为，这不仅是中医药研究伦理审查的基本背景，也是中医药研究伦理审查的题中应有之意。因为中医药研究伦理审查作为中医药事业的组成部分，不能凌驾于中医药研究之上，不能游离于中医药研究之外，应当为解决制约中医药发展的难题做出自己的贡献。

具体地说，在伦理审查中，不能因中成药普遍存在的复杂性问题，忽视甚至忽略被审查项目可能存在的不良反应。相反，必须要询问被审查项目在临床应用中是否出现过不良反应，如出现过，必须请研究者说明原因；必须询问在有关的药理、毒理试验中是否出现过会导致不良反应的问题，如果出现过，必须请研究者作出说明，并要求对不良反应发生的可能性作出判断；必须询问是否制定了针对脆弱人群受试者不良反应的应急预案。

2.要从脆弱人群受试者的实际出发

脆弱人群受试者的不良反应发生在用药之后，与受试者用药直接相关。在伦理审查中，要把保障脆弱人群受试者安全、维护脆弱人群受试者权益落在实处，就必须注重脆弱人群受试者实际。顾名思义，脆弱人群受试者的实际主要表现在两个方面：一是受试者，二是脆弱人群。作为受试者，他们是为广大的脆弱人群最大限度地避免风险、获得利益而承担风险的志愿者。在试验中，他们的疾病可能得到有效治疗，也有可能治疗效果不显著、无效果，甚至出现副作用。所以受试者从来是受到尊重的，他们的称谓严格表述是志愿受试者，他们签署了知情同意书，志愿参加试验，他们的行为是一种奉献，他们的精神应当弘扬，所以生物医药研究中受试者的安全理应得到最大限度的保护。作为脆弱人群，由于他们是危重症患者、婴幼儿、孕妇、哺乳期妇女、老年人，他们比其他人群的受试者承担着更大的风险。2013年10月，在第64届世界医学协会联合大会上修订的《人体医学研究的伦理准则》第八条规定，"医学研究必须遵守的伦理标准是：促进对人类受试者的尊重并保护他们的健康和权利。有些研究人群尤其脆弱，需要特别的保护。这些脆弱人群包括那些自己不能做出同意或不同意的人群，以及那些容易受到胁迫或受到不正当影响的人群"。

3.要从药品临床应用的实际出发

药物临床试验的基本要求是严格针对适应症用药，即药物与患病受试者的症状严格对应，西药研究、中药研究概莫能外，这是维护受试者安全的重要保障。客观地说，对症用药在上市前研究中贯彻相对严格，原因不仅在于受试者数量少，便于实施，更在于对症用药是对药物研究成败的直接检验，直接关系药物能否上市。药物上市后研究与上市前研究比较，虽然有了质的区别，严格把握适应症的要求却没有任何变化。但必须看到，在药物上市后研究中严格把握适应症是存在一定难度的。由于使用药品的患病受试者的数量大大增加，由于为患病受试者的疾病作出诊断、鉴别诊断的众多的医务人员取代了少数研究人员，严格把握药物适应症的任务十分繁重。

中成药上市后临床试验的对症用药尤其需要重视。因为中成药对症用药的特点是对应患者的证型用药，而对应得准不准，关键看中医师分辨证型、对证施治的水平。[①]这是药物上市后试验研究的一个重要实际，是药物上市后评价研究中有别于西药的一个特点。

(二) 预防、监测、控制结合原则

保障药物上市后评价研究脆弱人群受试者的安全，伦理审查既要审对风险的预防，也要审对风险的监测、控制，要促进预防、监测、控制三个"关口"的结合、联动。

在药物上市后评价研究脆弱人群受试者风险防范上，预防、监测、控

---

① 参见张金钟:《注重审查项目的辨证论治内容——中医药研究伦理审查特点研究(二)》,《中国医学伦理学》,2014 年第 5 期。

制，既相互区别，更相互依存、补充。防范脆弱人群受试者风险，预防具有基础性意义，至关重要。伦理委员会要审查项目防范脆弱人群受试者风险的具体措施，要分析风险出现的可能性。风险监测、控制同样重要。伦理委员会的跟踪审查，就是对脆弱人群受试者可能出现风险的监测。而一旦出现了脆弱人群受试者的不良反应，伦理委员会要直接问询不良反应的处置情况，要求在相应的范围内通报，以控制新的不良反应发生。何以说预防、监测、控制的相互依存、补充更为重要呢？因为一方面，监测、控制依赖于预防，预防是防患于未然的监测、控制，预防做得扎实、有效，就可以减轻监测、控制的压力；另一方面，预防也依赖于监测、控制，监测、控制是预防的延伸，是试验过程中的预防，其目的是防止出现不良反应，特别是严重不良反应。2014 年 8 月 12 日，原国家食品药品监督管理局针对湖北同济奔达鄂北制药有限公司生产的批号为 201311081 的核黄素磷酸钠注射液，在浙江省连续出现二十三例发热、过敏等严重不良反应，经宁波市药品检验所检验，该批药品的"无菌、细菌内毒素和可见异物"项不符合规定，经评估，该企业在 2013 年 11 月生产的与不合格批次处于同一生产周期的连续六批核黄素磷酸钠注射液均可能存在质量风险，要求立即停止销售使用六批次的产品，并通知该企业启动一级召回，同时，要求原湖北省食品药品监督管理局对该企业依法查处。

（三）脆弱人群受试者受益、补偿原则

在人体试验中，受试者受益、补偿是尊重受试者奉献行为的体现；不良事件发生后，给予承担不良事件受试者补偿，还是对不良事件的积极控制。就不同时间序列的不同研究而言，处于前面研究项目的受试者受益、得到补偿，可以为后面研究项目的风险防范提供借鉴。以脆弱人群为受试者的研究项目，尤其要注重受试者的受益和补偿。

首先，要严格审查脆弱人群人体试验的必要性，在试验的源头把控风险。对此《人体医学研究的伦理准则》第十七条作出了明确规定："仅当医学研究为了弱势或脆弱人群或社区的健康需要和优先事项，且该人群或社区有合理的可能从研究结果中获益时，涉及这些人群或社区人群的医学研究才是正当的。"

其次，要严格落实受试者参加试验的受益和风险补偿。该准则的第二十七条规定："对于一个无行为能力的潜在受试者，医生必须从合法授权的代表那里征得知情同意。不可将这些人包括在对他们不可能受益的研究内，除非这项研究意在促进这些潜在受试者所代表的人群的健康；该研究不能在有行为能力的人身上进行；以及该研究只包含最低程度的风险和最低程度的负担。"受益和补偿是有区别的。受益是参加试验即可得到的利益；风险补偿则是针对受试者在试验中出现不良事件后的补偿。为维护脆弱人群受试者的权益，在试验前，伦理委员会要严格审查受试者受益、补偿条款；试验开始后，受试者受益、补偿落实情况是跟踪审查的重要内容。

三、维护脆弱人群受试者安全伦理审查的实践操作

维护药物上市后评价研究脆弱人群受试者安全，对伦理委员会的审查能力建设提出了要求。笔者认为，在实践操作上，要针对面前存在的一些薄弱环节，注重四个强化。

（一）强化对项目的全面审查

药物研究是一个过程。尽管科学研究永远没有终结，上市后评价研究中可能发现新的问题，可能是一项新的研究的开始，但相对于该项研究的前期研究而言，上市后评价研究毕竟处于后期的甚至终末的环节。在这个环节，人们往往容易放松对受试者风险的防范。事实上，这个环节的伦理审查绝不能掉以轻心，不能因该项研究已经通过了上市前的审查，而放松对其可能出现风险、可能造成脆弱人群伤害的审查。在伦理审查中，不但要审查上市后评价研究的设计、受试者遴选、可能出现的风险，而且要审查该项研究的科学基础、药学理论基础、技术基础，要强化与上市前研究的比对。要审查前面的研究是否出现过不良事件，如出现过不良事件，要认真分析不良事件的原因；要审查药物说明书，如药物成分、功能主治、作用机理、副作用、用法、用量、禁忌证的说明是否清晰，是否存在夸大治疗效果、对脆弱人群用药的规定不明确的问题；要对可能出现的不良反应分类，哪些是 A 类，哪些是 B 类？试验药物导致的会有哪些？合并用药导致的会有哪些？人为造成的会有哪些？这些不良反应在脆弱人群受试者身上会有哪些表现？会不会危及受试者生命？对副作用、不良反应尚不明确的药物尤其要重视。只有这样，才能防患于未然。

（二）强化对知情同意有关事项的审查

第一，要审查对脆弱人群受试者的告之，内容是否充分、形式是否得当，是否讲清楚了受试者参加试验对疾病的治疗效果和其他受益，是否讲清楚了参加试验可能承担的风险。要审查《知情同意书》是否严谨、通俗。

第二，要审查受试者遴选是否符合有关规定。受试者参加试验是否是其真实意愿的表达，是否防止了用受试者参加试验能够获得受益误导病人和监护人。

第三，当需要监护人代脆弱人群受试者（如婴幼儿、危重症患者）作出决定时，要与监护人讲清楚脆弱人群受试者参加试验的利与害。

（三）强化对脆弱人群受试者管理的审查

要审查研究者是否真正落实了"对脆弱人群受试者负责"。必须看到，由于上市后评价研究受试者数量较上市前研究显著增多，而受试者又都是患者，对受试者的管理尤其是对脆弱人群受试者管理的任务很重。在审查中，要注重看研究者是否把对脆弱人群受试者安全的管理落在了实处。如处置不良事件的预案是否完备；出现不良事件，特别是出现严重不良事件时，救助、善后措施是否完善。在对脆弱人群受试者管理的审查上，要强化主审责任。

（四）强化对研究项目的跟踪审查

跟踪审查是防控医药研究受试者风险的重要保障，但综观全局，截至目前，伦理审查的跟踪环节仍是一个薄弱点。笔者在《生物医药研究伦理审查的体制机制建设》一文中曾指出，伦理审查要向后延伸，要跟踪人体试验的全过程，要关注受试者的保护是否得到了贯彻，受试者的受益是否落实，研究中受试者如果受到损伤是否得到了相应的补偿，研究中如果出现了不良事件是否作出了及时、有效的处置，并及时通报等。[①]落实在对以脆弱人群为受试者的上市后研究的跟踪审查上，包括定期、不定期询问脆弱人群受试者用药后的情况，直接访谈受试者、受试者监护人等。脆弱人群受试者研究项目不但要落实，而且要强化不良事件，特别是严重不良事件的危机管理。

总之，最大限度地预防、控制风险，是人类医药学研究人体试验极其重要的内容，伦理委员会要发挥应有的作用。

---

① 参见张金钟：《生物医药研究伦理审查的体制机制建设》，《医学与哲学》（人文社会医学版），2013 年第 5 期。

第十章　药物临床试验孕妇受试者风险防控 *

我国二孩政策颁布后，已有越来越多的妇女加入再生育行列，妊娠合并症、并发症的数量随之增加，孕妇临床用药需求也随之增大，孕妇临床用药不规范的问题更加凸显。孕妇临床用药不规范的重要原因是孕妇专用药品少。加快孕妇临床用药研发的步伐，已经是不争的事实。但孕妇临床用药研发却是一个世界性难题，可谓步履维艰。究其原因，难在临床研究风险上，核心是如何保障孕妇受试者安全。本章从伦理审查的视角研究孕妇临床用药研发中的孕妇受试者保护问题，但研究的价值却不局限于孕妇药物临床试验的伦理审查、维护孕妇用药研究中受试者权益和伦理委员会建设，它同时有助于破解孕妇临床用药研发风险难题，有助于孕妇、胎儿疾病的诊治和孕妇、胎儿的健康维护。

本章的基本观点是：维护药物临床试验孕妇受试者安全可以促进孕妇药品研发，是开展孕妇药品研究的基础性工作；0 期临床应成为孕妇临床用药研发的重要环节；维护孕妇受试者权益须坚持风险最小化、知情同

---

　　* 本章是与汤虹合作发表的论文，文章发表于《中国医学伦理学》，2017 年第 3 期。

意、合理补偿原则；有关管理机构应尽快制定孕妇药物临床试验的伦理审查规范。

一、孕妇用药研究的必要性和紧迫性

（一）孕妇用药研究的必要性

孕妇是一个巨大的用药群体。在美国，每年有近 600 万孕妇，其中，60%的孕妇会在妊娠期、围产期以及哺乳期服用处方药或生物制品，平均每人服用 3~5 种药物。[①]在中国，孕产妇用药率高达 85%。[②]有报道称，孕妇在妊娠期间曾服用过至少一种药物的占 90%，至少服用过 10 种药物的占 4%。[③]孕妇用药的比率大，但专用于孕妇的药品却少之又少。有专家调查了美国 1980 到 2000 年内批准上市药物的致畸性，他们统计的数据表明，妊娠妇女能够安全使用的药物只占 6.4%。[④]陈赛红等对 626 种妊娠妇女用药的调查发现，在 626 种药品中，明确标注"孕妇禁用"的有 118 种，约占 18.8%；标注"孕妇慎用"的有 178 种，约占 28.4%；标注"孕妇不宜使用"或者"孕妇避免使用"的有 73 种，约占 11.7%；标注对孕妇、胎儿的影响"尚不明确"或者"未进行人类生殖实验"的有 117 种，约占 18.7%；标注"遵医嘱"的有 24 种，约占 3.8%；标注"孕妇可以安全使

---

① See EL-IBIARY S. Y.，RANEY E. C.，MOOS M. K.，The Pharmacist´s Role in Promoting Pre-conception Health，*J Am Pharm Assoc*，2014，54（5）：e288，e301.

② 参见徐叔云：《临床药理学》，人民卫生出版社，2005 年。

③ 参见黄小萍：《妊娠期妇女用药安全探讨》，《中国药房》，2007 年第 35 期。

④ See Lo W. Y.，Friedman J. M.，Teratogenicity of Recently Introduced Medications in Human Pregnancy，*Obstetrics & Gynecology*，2002，100（3）：465–473.

用"的有 36 种，约占 5.8%；对孕妇用药情况无说明的有 80 种，约占 12.8%。①

根据对我国江苏省某县妇幼保健院正在使用的 245 种药品说明书的查阅，发现其中明确标注"孕妇禁用"或"孕妇避免使用"的为 69 种，约占 28.2%；标注"孕妇慎用"或"权衡利弊使用"的为 85 种，约占 34.7%；标注"孕妇可用"或"在医生指导下使用"的为 44 种，约占 18.0%；标注"尚不明确"或未标注的有 47 种，约占 19.2%（参见表 10-1）。从表 10-1 可以清楚地看出，该院使用的大部分药品说明书缺乏关于孕妇用药的具体说明，在"孕妇用药"项下的"慎用""权衡利弊使用"等表述模棱两可。在孕妇专用药品少的背景下，孕妇安全用药对医生的临床水平、经验提出了很高的要求，也给孕妇的临床用药安全埋下了隐患。

孕妇用药需求大与孕妇专用药品少的矛盾是人类医药学研究必须面对的事实。解决这个矛盾，唯有积极开展孕妇专用药品的基础和临床研究。

表 10-1　江苏省某县妇幼保健院 245 种可用于孕妇药物的说明书情况统计

药品分类	份数	禁用或避免使用	慎用或权衡利弊使用	可用或医师指导使用	未标注或尚不明确
血液系统	4	1	0	0	3
抗菌素（口服）	15	3	11	0	1
抗菌素（针剂）	16	2	14	0	0
维生素及营养滋补药	21	1	0	14	6
消化系统	9	3	4	0	2

① 参见陈赛红、邹小芳、陈广斌：《626 份药品说明书中孕妇用药的调查分析》，《中国医疗前沿》，2010 年第 15 期。

药品分类	份数	禁用或避免使用	慎用或权衡利弊使用	可用或医师指导使用	未标注或尚不明确
内分泌系统	4	2	0	2	0
抗镇痛药	1	1	0	0	0
抗肿痛药	8	5	2	0	1
抗病毒	5	2	3	0	0
抗过敏	6	2	4	0	0
高血压	6	2	1	2	1
激素类	19	12	2	5	0
呼吸系统	15	5	7	1	2
退热镇痛药	4	1	2	0	1
麻醉药	5	1	2	1	1
抢救药	11	0	8	1	2
中成药	27	13	2	3	9
其他	26	6	7	4	9
外用药	43	7	16	11	9
合计	245	69	85	44	47
比率		28.2%	34.7%	18.0%	19.2%

(二) 孕妇用药研究的紧迫性

　　孕妇对用药可能影响胎儿健康的认识普遍明确，为避免药物不良反应，保护腹中胎儿，许多孕妇强忍着身体不适不服用药物。事实上，孕妇患病后不治疗，不仅危害孕妇健康，也会直接或间接地对胎儿正常发育造成危害。有研究显示：胎儿出生前暴露于母体感染环境中，将会增加儿童期患癫痫的风险。①所以一些孕妇为了自身特别是胎儿的健康又不得不服用一些药物。然而用药就会承担风险。

2001 年以来，原国家食品药品监督管理局已经通报了二十五个孕妇用药后导致胎儿畸形的药品安全事件。其中，关于孕妇使用抗抑郁药物导致胎儿畸形的六件；关于孕妇使用抗癫痫药物导致胎儿畸形的六件；关于孕妇使用抗精神病药物导致胎儿畸形的两件；关于孕妇使用其他药物，包括治疗先兆子痫、妊娠高血压、真菌感染等药物导致胎儿畸形的十一件。②

完全有理由推断，伴随着二孩政策的实施，孕妇数量的不断增加，孕妇用药安全性事件会呈现上升态势。事实上，全国妇幼卫生检测数据已经显示，自 2016 年 1 月 1 日全面二孩政策实施以来，孕产妇死亡率出现升高趋势，2016 年上半年全国孕产妇死亡率为 18.3/10 万，比去年同期增长了 30.6%。孕产妇死亡率升高有诸多原因，既有孕产妇和胎儿生理特殊性导致的病情变化快、救治难度大等方面的原因，也有剖宫产率的增加以及高龄产妇妊娠合并症与并发症发生率高等方面的原因。但专用于孕妇的药物少、孕妇用药研究与临床需求差距大是不可回避的原因。孕期用药不可避免，孕妇用药应最大限度地安全，研发治疗孕妇疾病的安全、有效药物，已是当务之急。

可是，有巨大需求的孕妇药物却没有研究机构开展试验研究，究其原

---

① See Norgaard M.,Ehrenstein V., Nielsen R. B., et al.,Maternal Use of Antibiotics, Hospitalisation for Infection during Pregnancy,and Risk of Childhood Epilepsy:a Population—based Cohort Study, *PLoS One*,2012,7(1):e30850.

② 参见国家食品药品监督总局网。

因，是在孕妇受试者风险上。而孕妇受试者风险的关键，不仅在于孕妇受试者本身，更主要的是孕妇体内的胎儿。这是孕妇用药研究不可逾越的一个"坎儿"。

二、孕妇用药研究中孕妇受试者风险分析

（一）孕妇是脆弱人群

孕妇受试者属于脆弱人群受试者。关于脆弱人群受试者，笔者曾撰文指出，脆弱人群受试者的"脆弱"，主要是指受试者生命和健康的脆弱。[1]

孕妇的生命和健康相对于一般成年女性来说是脆弱的。妊娠是女性特殊的生理时期。妊娠期间，孕妇身体的各个系统均会产生明显的适应性改变。一方面，孕妇在怀孕期间服用药物后，药物在孕妇体内发生的药代动力学和药效变化会与非孕期有明显差异。药物还会通过胎盘屏障，直接对胎儿产生影响，严重的可导致胎儿畸形；药物也可通过生物转化为代谢产物影响孕妇内分泌间接作用于胎儿。另一方面，孕妇的代谢状态、胎儿的生长发育、胎盘功能变化都会影响药物的吸收、分布、代谢、排泄，也对药物毒副作用产生不同程度的影响，这种影响会反作用于孕妇、胎儿。

与生理上的变化对应，孕妇的心理也随之改变。怀孕初期，孕妇情感丰富，波动较大，既有喜悦，也有矛盾、焦虑、惊恐等。怀孕中期，随着胎动的出现，孕妇真正感受到胎儿生命的存在，其情绪更易波动。怀孕晚期，伴随着胎儿逐渐发育成熟，孕妇会越发担心胎儿及自身安全，更加小

---

[1] 参见张金钟：《药物上市后评价研究脆弱人群受试者风险的防控——以维护脆弱人群受试者安全为目标的伦理审查》，《中国医学伦理学》，2015年第2期。

心翼翼地保护胎儿。与孕妇珍视、维护腹中胎儿的安全相对应，孕妇的家人，包括其丈夫、父母乃至亲戚都十分重视孕妇和胎儿的健康。事实上，对孕妇和胎儿的关照也已存在于家庭之外。尊重、关怀孕妇，如公共场所为孕妇提供方便，候车室、公共汽车上专设孕妇座位等，是社会进步的重要标志。这些关爱、照护，是孕妇所需要的，既有益于孕妇生理健康，更有益于孕妇心理健康。

总之，孕妇怀孕期间产生的生理、心理上的变化，使孕妇的健康状况相对来说比较脆弱；孕妇体内胎儿发育处于个体生命的特殊时期，脆弱是其基本特征。由于孕妇群体的健康处于脆弱状态，当她们成为药物临床试验受试者的时候，她们的安全才尤其应当得到保护。

(二) 维护孕妇受试者权益的特殊性

孕妇用药研究有不同的类别。有治疗孕妇易发疾病如高血压、糖尿病、关节炎等的药物研究；有解决妊娠、分娩异常状况的用药研究，如维持妊娠或发动生产的药物作用机制研究；还有孕妇用药对胎儿直接或间接作用的研究。不管哪种孕妇用药研究，都离不开孕妇人体试验。孕妇人体试验可以以非孕妇人体试验为基础，但不能由非孕妇人体试验替代。

孕妇受试者作为医药学研究的受试者，具有一般受试者的基本特征。但同时，孕妇受试者作为脆弱人群受试者，还具有非孕妇受试者不具有的特殊性。其特殊性就在于，她们是孕妇。在药物临床试验中，试验药物不仅作用于孕妇受试者，也会影响胎儿，孕妇受试者比其他人群受试者承担着更大的风险。

（三）保护孕妇受试者权益的法律、法规不完善

1974 年，美国国会要求新成立的国家生物医学和乙型肝炎受试者保护委员会提出将孕妇和胎儿纳入受试者的建议。于是，对孕妇保护的条例被写进美国联邦宪法"B 部分"的"45CRF46 章"中。在该条例中，孕妇、胎儿和儿童、犯人一起，被视为弱势群体，规定应得到额外的照顾。2001年，美国联邦宪法对"B 部分"进行了修订，对孕妇受试者的纳入标准作了更严格的限定，要求更加全面地保护孕妇和胎儿的安全。

为了保护母婴健康，2011 年 3 月，世界卫生组织（WHO）发布了《母亲和儿童的重点药物目录》（*Priority Medicines for Mothers and Children*），该目录旨在帮助各国遴选和使用到能够最大限度地减少孕产妇、新生儿以及儿童发病率和死亡率的药物。

美国食品和药品管理局（FDA）经过多年的努力，于 2014 年 12 月 4日公布了孕妇用药规则草案最终版本，经过半年的修订，于 2015 年 6 月30 日正式实行，预计三至五年内替代原有规则，所用药品完全除去ABCDX 字母风险分类。[1]现行孕妇用药规则专门将孕妇用药暴露认证单独列出，并注明相关联系方式，目的是为了能够有更多的孕妇患者参加临床研究或临床检测。[2]孕妇是现行孕妇用药规则的最大受益者，然而能否进一

---

① See TILLETT J.,Medication Use during Pregnancy and Lactation:the New FDA Drug Labeling, *Perinat Neonatal Nurs*,2015,29(2):97–99.

② FDA Pregnancy and Lactation Labeling Final Rule［EB/OL].2015,［2015-12-15］http://www.fda.gov/biologicsbloodvaccines/guidancecomplianceregulatoryinformatio –n/actsrulesregulations/ucm445102.htm.

步推动孕妇用药安全，还需要孕妇积极参与。①

在我国，《中华人民共和国刑法》《中华人民共和国执业医师法》《医疗机构管理条例》《药物临床试验质量管理规范》（GCP）、《药物临床试验伦理审查工作指导原则》《涉及人的生物医学研究伦理审查办法》等法律法规对生物医药研究中的受试者权益保护作出了明确的规定，也对保障孕妇受试者等脆弱人群受试者安全作出了规定，提出要对孕妇、胎儿等脆弱人群进行额外保护，但相关细则尚不够完善。

三、防控孕妇受试者风险的基本原则

孕妇受试者可能面对风险，是孕妇用药研究的最大障碍。一方面，由于医药学研究具有探索性质，任何人体试验都不可避免地存在风险，孕妇用药研究受试者风险具有一定的必然性；另一方面，孕妇用药研究受试者面对的风险可能危及孕妇和胎儿，研究者难抉择，孕妇难接受，甚至根本无法接受。这个问题近乎无解。笔者认为，破解这个难题，还须从孕妇受试者风险最小化、最大限度地维护孕妇受试者权益的角度思考。

（一）孕妇受试者风险最小化

最大限度地防范风险，实现孕妇受试者风险最小化，是孕妇用药研究必须首先解决的问题，也是孕妇用药研究人体试验伦理审查必须坚持的首要原则。

为实现孕妇受试者风险最小化，笔者提出五点建议：第一，通过缩小

---

① See LASSIZS,MANSOORT,SALAMRA,et al.,Essential Pre-pregnancy and Pregnancy Interventions for Improved maternal,Newborn and Child Health,*Reprod Health*,2014,11(suppl1):2.

孕妇受试者范围，减少受试者风险。具体做法是，将孕妇用药临床研究受试者限定在患病孕妇群体，即孕妇用药临床研究人体试验排除健康孕妇。第二，建议孕妇用药研究开展 0 期临床试验。0 期临床试验是指活性化合物在未正式进入临床试验之前，在少量人群进行微剂量的药物试验。0 期临床试验的特点是剂量低、受试者数量少、给药时间短，从而降低临床试验受试者风险。第三，孕妇受试者临床试验风险以不大于常规医疗风险为度，即不大于与试验情况相类似的有并发症妊娠所采用的常规医疗程序风险。第四，为降低患病孕妇受试者在 0 期临床试验中的风险，要强化该试验药物的动物试验，强调动物试验对该试验药物安全性、有效性的证明。第五，加强对孕妇临床用药的跟踪评价研究，开展孕妇疾病治疗常用但非孕妇专用药物的临床循证研究。通过对孕妇临床用药的循证评价，确定这些药物治疗孕妇疾病的用法、用量，将孕妇疾病治疗的临床用药经验上升为临床用药规范。

（二）孕妇受试者知情同意

尊重受试者是生物医药研究人体试验的道德底线。"受试者"称谓的严格表述是志愿受试者，他们签署了知情同意书，志愿参加医药学试验，他们的行为是一种奉献。[①]尊重受试者有许多要求，其中，知情同意至关重要。著名的纽伦堡法典第一条就明确规定，受试者必须对试验知识、信息有充分的理解，受试者的自愿同意绝对必要。《人体生物医学研究国际道德指南》第十六条明确指出，知情同意书中对妊娠妇女及胎儿风险的详

① 参见张金钟：《生物医药研究伦理审查的风险意识和风险管理》，《中国医学伦理学》，2013 年第 5 期。

尽讨论，是使妇女能对参与临床试验作出理性选择的前提。在药物临床研究人体试验之前，必须进行该药物的动物妊娠风险试验，必须在人体试验知情同意书中将试验结果告知受试者。[①]

　　孕妇受试者知情同意的一个重要特点是孕妇受试者知情同意和孕妇丈夫知情同意。道理很简单，在试验中，可能和孕妇同时面对风险的孕妇腹中胎儿，不仅是孕妇的，而且是孕妇丈夫的。所以当孕妇人体试验直接、间接涉及或可能涉及胎儿时，在获得孕妇知情同意的基础上，还必须获得孕妇丈夫的知情同意。当然，孕妇权益和其丈夫权益比较，孕妇的权益是第一位的。因此，在一些情况下，可以只获得孕妇知情同意。这些情况包括，孕妇与胎儿"父亲"无婚姻关系，胎儿"父亲"不为胎儿承担责任，胎儿"父亲"的身份或下落无法确定，胎儿"父亲"无民事行为能力或暂时无行为能力，妊娠是由强暴或者乱伦所致。[②]

　　（三）对孕妇受试者的合理补偿

　　生物医药研究中的受试者是人类健康事业的奉献者，理应受到尊重、得到补偿。尽管研究者和伦理委员会都恪守防范孕妇受试者风险的原则，最大限度地防范孕妇受试者风险，但生物医药研究中的风险是不可能根本消除的，孕妇药物研究当然也不例外。在这个背景下，对孕妇受试者的补偿就尤为必要和重要。对孕妇受试者的补偿不同于非孕妇受试者之处在于，必须考虑到胎儿。

---

　　① 转引自擎燕、熊宁宁、吴静：《人体生物医学研究国际道德指南》，《中国临床药理学与治疗学》，2003 年第 1 期。

　　② 参见刘沈林、汪秀琴等：《临床试验的伦理审查：妇女和孕妇》，《中国临床药理学与治疗学》，2006 年第 4 期。

对生物医药研究人体试验受试者补偿已经有了明确的规定，但补偿的机制尚处于不断完善之中，在具体的补偿额度上也存在差异甚至差距。就孕妇受试者的补偿而言，可以借鉴美国"强制补偿"和"自愿补偿"结合的做法。补偿既要充分考虑孕妇的权益，也要考虑胎儿的"权益"。"胎儿的权益"可以以补偿孕妇的方式由孕妇享有，也可以以补偿新生儿的方式待胎儿发育成熟出生后享有。

四、防范孕妇受试者风险的实践操作

(一) 加强防范孕妇受试者风险的制度建设

我国高度重视生物医学研究的伦理审查，伦理审查的体制机制建设进步很快，《中华人民共和国执业医师法》《医疗机构管理条例》《药物临床试验质量管理规范》《涉及人的生物医学研究伦理审查办法（试行）》对孕妇受试者权益保护的规定，从多角度保障了孕妇受试者的权益，有力地规范、推动了生物医学研究的伦理审查工作。但从生物医学研究伦理审查的现实操作看，相关的法规、办法仍需完善、细化。以国家卫生和计划生育委员会 2016 年 9 月 30 日通过、2016 年 12 月 1 日起施行的《涉及人的生物医学研究伦理审查办法》（以下简称"2016 审查办法"）为例，其第十八条"涉及人的生物医学研究应当符合以下伦理原则"第六款"特殊保护原则"虽然明确规定了"对儿童、孕妇、智力低下者、精神障碍患者等特殊人群的受试者，应当予以特别保护"，但怎样实施"特别保护"，并没有与之相对应的细则。

比如，孕妇受试者的知情同意就需要具体、明确的规定。实事求是地

说，"2016审查办法"高度重视生物医药研究人体试验的知情同意原则，在多章、从不同的角度作了规定。第四条规定："伦理审查应当遵守国家法律法规规定，在研究中尊重受试者的自主意愿，同时遵守有益、不伤害以及公正的原则。"第十八条第一款规定："尊重和保障受试者是否参加研究的自主决定权，严格履行知情同意程序，防止使用欺骗、利诱、胁迫等手段使受试者同意参加研究。"第三十三条规定："项目研究者开展研究，应当获得受试者自愿签署的知情同意书；受试者不能以书面方式表示同意时，项目研究者应当获得其口头知情同意，并提交过程记录和证明材料。"第三十四条规定："对无行为能力、限制行为能力的受试者，项目研究者应当获得其监护人或者法定代理人的书面知情同意。"但就孕妇用药研究人体试验的知情同意而言，这些规定还不够具体，应该细化。因为孕妇受试者腹中的胎儿不仅属于孕妇，也属于孕妇受试者的丈夫。孕妇受试者丈夫也和孕妇受试者一样，享有知情同意的权利。"2016审查办法"关于知情同意的规定都没有涉及孕妇受试者丈夫知情同意的问题。当然，涉及人的生物医学研究伦理审查办法，注重的是国家层面的普适性，但既然是"办法"，就要能操作，就应尽可能地无遗漏。笔者建议有关部门以修订《涉及人的生物医学研究伦理审查办法》或出台该办法实施细则的方式，对包括孕妇用药研究人体试验在内的伦理审查作出更加明确的规定。

（二）加强以防范孕妇受试者风险为目标的伦理委员会建设

防范孕妇受试者风险，对伦理委员会成员的基本素养提出了很高的要求。对孕妇药物研究项目的伦理审查，伦理委员会承担着特殊的道德责任。这源于孕妇受试者的奉献精神。为了解除疾病带给孕妇和胎儿的危害，制备防治这些疾病的有效药物，在机理研究、动物试验研究成功之后，必须在孕妇身上做试验。在孕妇身上做试验，孕妇受试者就要面对和承担危险。虽然让孕妇受试者承担风险是不得已而为之，是"两害相权取其轻"，是为了许许多多的人能够在药物的安全性和有效性被证实后再使用这种药物，使许许多多的人最大限度地避免风险、获得利益，但是这"两害"中的"轻"绝不能轻视。[①]由于孕妇药品研究人体试验中存在的不确定性，孕妇受试者的疾病有可能在研究中得到有效治疗，也有可能治疗效果不显著、无效果，甚至出现副作用。如果说生物医药研究中的受试者从来都是受到尊重的，他们参与的医学研究将惠及社会大众，他们的行为是一种奉献，他们的精神应当弘扬；那么带着腹中胎儿一起参加试验的孕妇受试者，其奉献精神尤其令人敬佩。所以生物医药研究中孕妇受试者的安全理应得到最大限度的保护，伦理委员会成员要以极端负责的精神开展工作。

强化对孕妇药物研究的伦理审查，应建立专门的伦理审查委员会。顾名思义，"专门的伦理审查委员会"是指专门审查孕妇药物研究的伦理委员会。在组织建构上，可以是一级建制的专门审查孕妇药物研究的伦理委员会，可以是一级伦理审查委员会建制下的专门审查孕妇药物研究的二级委员会，也可以是针对孕妇药物研究的具体内容、由相关委员组建的会议组织。组织形式可以不同，但防控受试者风险、维护受试者权益、严格把关的要求是相同的。

伦理审查是一个过程，严格把关，应落实在包括形式审查、主审委员

---

① 参见张金钟：《生物医药研究伦理审查的风险意识和风险管理》，《中国医学伦理学》，2013年第5期。

审查、会议审查、跟踪审查在内的伦理审查各个环节上。当前特别要强化对生物药物研究的跟踪审查。跟踪审查是对通过会议审查、快速审查项目的接续审查，是防控医药研究受试者风险的重要保障。但是综观全局，截至目前，伦理审查的跟踪环节仍比较薄弱，甚至缺失。跟踪环节是万万不可忽略的，因为如果把会议审查或者快速审查通过、批准了一项研究作为一个时间节点的话，在这个时间节点前，人体试验的安全性只是理论上、技术上的推导和假说；在这个时间节点后，人体试验才实际开展，受试者的风险开始从前瞻性的逻辑推演和不可预测变为现实。显然，跟踪和密切关注现实的人体试验过程的意义更加重大。就孕妇药物研究的伦理审查而言，包括跟踪药物临床人体试验全过程，关注研究项目有没有严格按照既定计划执行，关注试验过程中孕妇的生理、心理变化，关注试验中是否出现了不良事件，关注孕妇受试者的权益是否真正得到保障，等等。

（三）形成防控孕妇受试者风险的合力

郑小萸、张金钟在《论生物医药研究伦理审查的合力效应》一文中，提出了生物医药研究伦理审查的合力、合力效应概念，指出生物医药研究伦理审查的相关组织、机构、人员相互支持、配合是维护受试者安全的基本保障。本章从防控孕妇受试者风险的角度作进一步说明。

生物医药研究受试者风险的防与控要形成合力。防控孕妇受试者风险，包括防范、控制两方面含义。孕妇受试者风险的"防范"与"控制"有内在联系，却有质的不同。"防范"与"控制"是以风险的发生为界限的。"防范"主要做在风险发生之前，"控制"主要做在风险发生之后。尽管风险防范也有风险控制的意蕴，是将风险控制在其未然，控制风险发生的可能性，但风险防范强调的显然是在风险发生之前；风险控制则不同，尽管风险控制也有风险防范的意蕴，有效控制风险可以起到防范风险继续发展、遏制次生风险的作用，但风险控制强调的显然是在风险发生之后。为维护生物医药研究受试者的合法权益，最大限度地减小受试者风险，有效地预防风险和有效地控制风险是一个整体。在实际操作中，既要注重风险防范，也要注重风险控制，"防"和"控"必须无缝隙对接。但就逻辑关系、时间次序而言，孕妇受试者风险的防范更应强调。而伦理委员会所做的就是防范孕妇受试者风险的工作。伦理审查的重要意义、工作目标、评价标准都在于预防受试者风险，防患于未然。

当然，伦理委员会只是切实防范孕妇受试者风险的一个保障、一种力。必须与之形成合力的还包括体制机制的力、研究发起者的力、研究机构的力、研究者的力、临床医务人员的力、孕妇受试者（包括孕妇受试者丈夫）的力等。

第十一章　生物医药研究伦理审查的合力效应 *

　　提高生物医药研究伦理审查的实际效果，既是当前伦理审查实践的重点，也是伦理审查研究的热点、难点。整体观之，人们对生物医药研究伦理审查各相关组织、机构、组成部分、具体环节的认识已经比较明确甚至清晰，对各相关组织、机构、组成部分、具体环节的研究也在不断展开和深入。相对而言，对生物医药研究伦理审查各相关组织、机构、组成部分、具体环节合力作用及合力作用形成的机制，即对生物医药研究伦理审查整体功能实现机理的认识还相对缺乏。如果把生物医药研究伦理审查看作一个系统的话，医药研究的伦理审查是合力作用的结果；伦理审查对受试者安全、权益的维护，是合力作用产生的效应。在生物医药研究伦理审查系统内，要素重要，要素之间通过相互作用形成的合力更重要。在伦理审查实践中，对任何一个项目的审查，都是诸多组织、人员合力作用的结果；任何一个组织、任何一位相关人员的作用都是在与其他组织、个人的配合中实现的。应该说，形成合力是提高生物医药研究伦理审查实际效果

　　*　本章是与郑小黄合作发表的论文,文章发表于《中国医学伦理学》,2016 年第 3 期。

的关键。

　　整体审视当前的伦理审查实践，应加强政府监管机构、申办组织、研究机构、伦理审查组织、受试者各自的职责，更应强化他们之间的合作、协同和保障机制。整体审视当前的伦理审查研究，应深入对政府监管机构、申办组织、研究机构、伦理审查组织、受试者各自特殊性的研究，更应深入开展对他们之间内在联系、协作机理的研究。可以说，在实践上，追求和不断提高生物医药研究伦理审查的"非加和效应"；在理论上，探索、揭示、深化生物医药研究伦理审查的"非加和效应"机理和规律，是提高生物医药研究伦理审查实际效果的题中应有之要义。

一、合力效应：提高生物医药研究伦理审查实际效果的当务之急

　　在生物医药研究伦理审查中形成合力，是笔者在《生物医药研究伦理审查的风险意识和风险管理》一文中提出的概念。笔者在分析生物医药研究人体试验伦理审查的必要性和重要性的逻辑根据时指出："在一定意义上说，生物医药研究必须接受伦理审查既是社会对科学研究的限定，也是科学共同体的内部约定和科学研究人员的主动自觉，三者形成了合力。"本章对生物医药研究伦理审查合力效应的研究以这个论点为基础，是对该论点的展开。

　　顾名思义，生物医药研究伦理审查的合力效应，是生物医药研究伦理审查合力所产生的效应。在生物医药研究伦理审查中合力效应的重要性可以从以下三个方面说明。

（一）只有形成伦理审查的合力，才能最大限度地维护受试者的安全和权益

维护受试者权益是生物医药研究伦理审查的基本原则。这一原则在实践中的贯彻，就是最大限度地保障受试者的生命安全，维护受试者的合法权益。与任何科学研究一样，医药研究也具有探索性、不确定性质。尽管在医学研究人体试验之前的理论推导、理化试验、动物试验已为人体试验奠定了坚实的基础，但探索性与不确定性仍然存在。从这个角度上说，受试者风险的存在是具有必然性的。而生物医药研究中受试者面对的风险又具有显著特点，那就是为将来享用生物医药研究成果的大众承担风险。这就决定了，最大限度地维护他们的生命安全、合法权益，不仅必要，而且重要。这没有异议。问题在于，谁来维护受试者的生命安全、合法权益？怎样维护受试者的生命安全、合法权益？

谁来维护受试者的生命安全、合法权益呢？首先，受试者在生物医药研究中面临着风险，但他们的生命安全、合法权益，自身是难以维护的。因为生物医药研究严谨、专业、复杂，受试者知识、信息、能力有局限性。其次，生物医药研究伦理审查委员会之于维护受试者安全、权益，责任重大，但受试者安全、权益的落实绝不仅限于伦理审查委员会。因为生物医药研究的管理者、生物医药研究的发起者、生物医药研究的承担者都有不可推卸的责任。

怎样维护受试者的生命安全、合法权益呢？在我国，政府管理部门已经建立了比较完备的伦理法规，生物医药研究机构已普遍建立了伦理审查委员会，生物医药研究人员已经具有伦理意识，生物医药研究发起者已经

有了接受伦理审查的认识，生物医药研究伦理审查已经普遍开展。问题在于，生物医药研究伦理审查的管理者、发起者、研究者、伦理委员会之间需要相互支持、相互配合，生物医药伦理审查要形成合力、实现合力效应。许多伦理审查的相关组织、部门、人员还未能做到主动自觉的交流与合作，伦理审查的各个环节尚不能紧密衔接与配合。事实上，只有各相关组织、部门、人员自觉合作，形成合力效应，才能切实保护受试者的生命安全与合法权益。

（二）实现和提升伦理审查的合力效应，是提高生物医药研究伦理审查整体水平的关键

尽管我国已初步建立了生物医药研究的伦理审查体系，许多机构的伦理审查在规范进行，有些机构的伦理审查工作已经积累了很好的经验，但也必须清醒地看到，全国的伦理审查并不在一个层面上。提高生物医药研究伦理审查的整体水平，是中国生物医药研究伦理审查迫切需要解决的问题。提高伦理审查的整体水平，有许多工作要做，其中，形成生物医药研究伦理审查的聚合力，提高合力效应，至关重要。从生物医药研究伦理审查合力效应的角度看，相关组织、机构、人员的相互支持、配合存在着不同的状态。大致地说有先进、一般、落后三种情况。所谓通过提升合力效应提高生物医药研究伦理审查的整体水平，包括揭示合力、合力效应之于维护受试者安全的重要意义；说明先进何以先进，发挥先进的引领、带动作用；找出一般与先进之间的差距，提出促进一般向先进发展的措施；确定合力的最基本要求和实现合力效应的最基本条件，把住生物医药研究伦理审查的底线。

（三）实现和提升伦理审查的合力效应，事关医疗卫生事业的发展

生物医药研究伦理审查的重要性和必要性毋庸置疑。从根本的意义上说，生物医药研究伦理审查乃至生物医药研究本身都不是终极的目的。他们都服务于发展医疗卫生事业，提高人民群众的健康水平。这当然不是质疑生物医药研究伦理审查的重要性和必要性。事实上，生物医药研究伦理审查、生物医药研究是发展医疗卫生事业，提高人民群众健康水平的基础性工作。试想，没有高水平的生物医药研究，医疗卫生事业怎能高水平发展？人民群众健康水平怎能提高？没有规范的生物医药研究伦理审查、生物医药研究伦理审查整体水平不高，受试者的安全和权益得不到保障，又何谈生物医药研究的安全、规范、科学？所以提高生物医药研究伦理审查的合力和合力效应，是发展医疗卫生事业，提高人民群众健康水平的一项基础性工作。

二、生物医药研究伦理审查合力、合力效应的内涵

生物医药研究伦理审查合力，是指与伦理审查相关的组织、机构、人员以维护受试者权益、促进生物医药研究为目的的相互合作；生物医药研究伦理审查的合力效应是指，在生物医药研究伦理审查中，相关的组织、机构、人员合作所产生的效应。

（一）生物医药研究伦理审查合力的目的：维护受试者权益、促进生物医药研究

在生物医药研究伦理审查中需要不需要合力？回答当然是肯定的。但

为什么要形成合力，即形成合力的目的是什么呢？有两种回答：一曰保护受试者，二曰发展生物医药研究。其实，保护受试者与发展生物医药研究是统一的，并不矛盾。要发展生物医药研究，就需要受试者，而要在受试者身上做试验，就必须保护受试者安全，维护受试者权益。可见，维护受试者权益是发展生物医药研究的充分必要条件。再深入一步说，发展生物医药研究是为广大人民群众造福，生物医药研究中受试者的安全与维护广大人民群众的利益是一致的。

当然，维护受试者权益与发展生物医药研究一致，不意味着二者没有区别，不意味二者不分伯仲、平分秋色。维护受试者权益是第一位的。就生物医药研究终极的目的而言，是为了维护广大人民群众的利益，但就生物医药研究的现实而言，必须维护受试者权益。没有现实，就没有长远。现实研究中受试者权益得不到有效的维护，不仅会损害受试者权益，而且会对未来应用研究成果的广大人民群众的利益构成威胁，但首先损害的是受试者的权益。很简单，没有受试者，就没有人体试验；没有人体试验的验证，又何谈广大人民群众应用医药研究成果的安全？所以在生物医药研究伦理审查中，在现实的生物医药研究中，维护受试者权益永远是第一位，发展医药研究是第二位。这不仅是生物医药研究伦理审查存在的意义，也是思考生物医药研究伦理审查合力的基本前提。

（二）生物医药研究伦理审查合力的主体：与生物医药研究伦理审查相关的组织、机构、人员

在生物医药研究伦理审查中，人们总是自觉不自觉地强调、强化伦理审查委员会的责任、作用。不能不说，这是认识上的一种片面性。毫无疑

问，在生物医药研究伦理审查中，伦理审查委员会的作用非常重要。没有伦理审查委员会何谈伦理审查。但仅仅有了伦理审查委员会、有了负责任的伦理审查委员会成员，受试者的权益就能得到保障了吗？肯定不是。因为伦理审查委员会只是做好伦理审查工作的一个组织，伦理审查委员会成员只是维护受试者权益的相对小众的群体。伦理审查工作还涉及其他组织，维护受试者权益还涉及众多的人群。回顾生物医药研究伦理审查的历史，无论在国外还是在国内，生物医药伦理审查的发展，都是包括伦理审查委员会在内的组织、机构、人员共同努力的结果。政府管理机构重视、医药生产企业重视、医药研究组织重视、伦理审查组织重视、生物医药研究人员重视等，大家都是维护受试者权益的主体，大家合力才能保护受试者安全、维护受试者权益。否则，把伦理审查束之高阁，只有伦理审查委员会成员重视，伦理审查只是少数人的"独角戏"，伦理审查是很难有成效的。

(三) 生物医药研究伦理审查合力的前提：合作

与生物医药研究相关的组织、机构、人员从各自的角度重视伦理审查，非常重要；自觉地合作，主动地与相关组织、机构、人员的配合，更重要。近年来，我国生物医药研究伦理审查发展较快，已经初步形成了生物医药研究的伦理审查体系。主管生物医药的政府部门颁布了伦理法规并组织检查法规的落实情况，生物医药研究机构普遍成立了生物医药研究伦理审查委员会并积极开展工作，生物医药生产企业、生物医药研究机构的医药开发项目形成了报请、接受伦理审查的机制。但严格地说，生物医药研究相关组织、机构、人员彼此合作的自觉性、相互配合的主动性，还有较大的差距。

(四) 生物医药研究伦理审查的合力效应

生物医药研究伦理审查的合力效应是基于生物医药研究伦理审查相关组织、机构、人员相互支持、配合所产生的效应。简言之,合力效应就是生物医药研究伦理审查的实际效果。如前所述,伦理审查实际效果的参差不齐大致可以分为三种情况:一是相关组织、机构、人员工作态度积极、自觉合作、主动配合,生物医药研究伦理审查实际效果显著,这是生物医药研究伦理审查合力效应的最佳状态;二是相关组织、机构、人员的工作态度差异较大,合作、配合处于一般水平,生物医药研究伦理审查的实际效果不显著;三是相关组织、机构、人员难以配合,非但形不成合力,甚至相互掣肘,生物医药研究伦理审查流于形式,被动进行。

三、生物医药研究伦理审查合力解析

生物医药研究伦理审查的合力,是各种力聚合的结果。这些聚合在一起的力,构成了合力系统,而合力系统又由若干聚合在一起的力构成。将生物医药研究伦理审查的合力分解开来,主要包括以下四类。

(一) 监督管理系统的合力

生物医药研究伦理审查在本质上是一种监管,监管的实效性源自伦理审查委员会,更源自生物医药研究伦理审查管理体系。伦理审查管理系统的合力,简单地推理,似乎是生物医药研究伦理审查自身内在的管理。其实不然。生物医药研究伦理审查只是生物医药研究伦理审查管理体系的一个组成部分，生物医药研究伦理审查只有纳入生物医药研究伦理审查管理体系，与其他监督管理形成合力，才能更好地发挥作用。

长期以来，学术界存在着简单套用国外做法，过分强调生物医药研究伦理审查的独立性的认识。其实，伦理审查的独立性是相对的。这里，有一个怎样理解"独立性"的问题。伦理审查委员会独立性的实质是，在伦理审查中不受科学技术研究追求成果、追求经济效益的影响，最大限度地维护受试者权益。这绝不意味着，伦理委员会的工作完全独立，存在于社会管理、科学技术管理之外。事实上，无论是国家层面的伦理审查规范，还是基层伦理审查委员会的规范，都有明确的规定。例如，2010 年 9 月 8 日，国家中医药管理局发布的《中医药临床研究伦理审查管理规范》第五条再次重申："伦理委员会的组成和工作应当符合独立、胜任、多元和透明的原则。伦理委员会的审查决定不受研究者、申办者及其主管部门的影响。"但是伦理审查委员会的独立性是相对的。一方面，伦理审查委员会成员不能绝对地超脱科技研究、市场经济，其绝对独立地开展审查、作出判断；另一方面，伦理审查的独立性需要监管。譬如国家中医药管理局发布《中医药临床研究伦理审查管理规范》就是监管，对中医药伦理审查委员会审查水平的认证，也是监管。如果说独立是一种权利的话，那么接受监管就是一种义务。

笔者认为，深厚的传统文化和强有力的政府管理，是中国生物医药研究伦理审查发展的强大推动力和有效保障。中国生物医药研究伦理审查的一个显著特征，是政府主导和推动。事实证明，强调生物医药研究伦理审查监管的合力，不但非常必要，而且非常有效；强调生物医药研究管理机构对伦理审查的支持，尤其必要。中国生物医药研究伦理审查的规范、快速发展就是很好的证明。近年来，中国生物医药研究伦理审查快速发展的重要原因，是中央政府机构对伦理审查的重视、支持、监管。中央政府的重视、支持、监管带动了地方各级政府的重视、支持、监管，形成了上下联动、有序发展的态势和保障机制。

为加强生物医药研究伦理管理工作，引导和规范科研行为，促进医学科学技术研究健康发展，原国家卫生和计划生育委员会发布了《涉及人的生物医学研究伦理审查办法》。该意见稿的第五条是："国家卫生计生委负责全国涉及人的生物医学研究伦理审查工作的监督管理，成立国家医学伦理专家委员会。国家中医药管理局负责中医药研究伦理审查工作的监督管理，成立国家中医药伦理专家委员会。省级卫生计生行政部门成立省级医学伦理专家委员会。县级以上地方卫生计生行政部门负责本行政区域涉及人的生物医学研究伦理审查工作的监督管理。"第六条是："国家医学伦理专家委员会、国家中医药伦理专家委员会（以下称国家医学伦理专家委员会）负责对涉及人的生物医学研究中的重大伦理问题进行研究，提供政策咨询意见，指导省级医学伦理专家委员会的伦理审查相关工作。省级医学伦理专家委员会协助推动本行政区域涉及人的生物医学研究伦理审查工作的制度化、规范化，指导、检查、评估本行政区域从事涉及人的生物医学研究的医疗卫生机构伦理委员会的工作，开展相关培训、咨询等工作。"第七条是："从事涉及人的生物医学研究的医疗卫生机构是涉及人的生物医学研究伦理审查工作的管理责任主体，应当设立伦理委员会，并采取有效措施保障伦理委员会独立开展伦理审查工作。医疗卫生机构未设立伦理委员会的，不得开展涉及人的生物医学研究工作。"第八条是："伦理委员会的职责是保护受试者合法权益，维护受试者尊严，促进生物医学研究规范开展;对本机构开展涉及人的生物医学研究项目进行伦理审查，包括初始审查、跟踪审查和复审等;在本机构组织开展相关伦理审查培训。"由此可见，生物医药研究伦理审查的系统化管理正在臻于完善。

（二）伦理审查与科学审查的合力

尽管伦理审查与科学审查既相互区别又相互联系，已经在理论上得到说明，在实践中，伦理审查与科学审查也正在形成合力。但时至今日，人们对伦理审查与科学审查内在统一的认识仍然存在着片面性，有两方面表现：一是在伦理审查中忽略对研究项目创新点、技术路线、试验设计的科学性的审查；二是在科学审查中强调理论和技术上的创新、突破，强调包括人体试验在内的科学试验的严谨，对研究可能造成受试者的伤害、维护受试者权益重视不够，甚至没有重视。这两方面表现，在本质上都是缺乏对伦理审查与科学审查的内在统一的认识。形成伦理审查与科学审查的合力，要求在伦理审查中，审查科研设计的科学严谨性。因为科研设计不严谨不仅会造成人力、财力的浪费，更为严重的是会使受试者承担原本不该承担的风险。形成伦理审查与科学审查的合力，还要求在科学审查中，审查受试者的安全是否最大限度地得到了保障。因为不能最大限度地保障受试者安全，就违背了生物医药研究的宗旨。

伦理审查与科学审查的合力的本质，是伦理委员会与科技项目审查委员会联手，共同防范生物医药研究的风险，共同维护受试者的权益，尤其是共同审视药物、器械毒副作用可能对受试者造成的危害。当伦理审查与科学审查的结果存在分歧时，如果焦点是受试者承担的风险大，必须坚定地维护受试者的安全和权益。因为维护受试者的安全和权益，是生物医药研究必须牢牢坚守的、不可逾越的道德底线。道德底线守不住，不但受试者权益得不到保护，未来的药品、诊断治疗方法的使用者即众多患者也会面对风险。从这个意义上说，在科学审查中强化对受试者的保护，提高科学审查的伦理内涵尤其重要。[①]

（三）伦理委员会内部的合力

高质量、高效率的伦理审查与伦理委员会成员的素质、能力相关，而且与伦理委员会成员之间的密切合作相关。严格地说，伦理委员会成员的素质、能力就包括尊重他人、与他人合作的素质、能力。在伦理委员会内部，不同专业、职业背景委员形成合力，主任、委员、秘书形成合力，形式审查、主审、会议审查、快速审查形成合力，是伦理审查的基本保障。以提高伦理培训实际效果为目的的学习、培训已经成为伦理委员会建设的常态。在伦理培训中，应当强化对伦理委员会成员各自职责的培训，更应加强成员之间合作素质的培训。具体地说，要强化针对伦理委员会成员间密切合作的培训。比如，医药类专家要加强伦理、法律相关知识、原则的培训，伦理、法律类专家则要加强医学研究、药学研究相关知识、方法的培训，社区人员的培训也要有针对性地设计。培训不仅是知识、能力上的"补短"，更是强化成员之间的相互理解，为在维护受试者安全和权益上形成合力上奠定基础。再如，在伦理培训中，既要有学术报告、讲座，更要有案例分析、实地考察、现场观摩。[②]

---

① 参见张金钟：《生物医药研究伦理审查的风险意识和风险管理》，《中国医学伦理学》，2013 年第 5 期。

② 参见张金钟：《生物医药研究伦理审查的体制机制建设》，《医学与哲学》（人文社会医学版），2013 年第 5 期。

伦理委员会内部的合力还包括两方面内容：一是承担同一研究项目不同研究机构伦理委员会之间的协作，即负责某一项目中心研究与分中心研究的伦理委员会之间的协作。尽管伦理审查指向性明确，都是针对被审查项目人体试验的安全性，以维护参加研究的受试者权益为目的，但同一项研究中心研究与分中心研究的内在相关性，使该项研究中心研究与分中心研究人体试验的安全性和受试者权益不可分割地联系在一起，因此伦理委员会之间的情况沟通，特别是严重不良反应及其处置的通报，不仅是必要的，而且是重要的。二是不同研究机构伦理委员会之间的相互借鉴、交流。因为对所在机构受试者安全、权益负责与对其他机构受试者安全、权益负责，在理论上是一致的，在实践上是有益的。

（四）其他与生物医药研究伦理审查相关的力

生物医药研究伦理审查的合力还包括生物医药研究申办者、生物医药研究机构、生物医药研究受试者、社会大众等。这些力被重视的程度不够，甚至没有得到重视。从表面上看，生物医药研究申办者、生物医药研究机构、生物医药研究受试者、社会大众分别是生物医药研究伦理审查的对象、伦理审查维护的对象、伦理审查的最终受益者；但在本质上，他们是伦理审查的现实基础，应发挥促进伦理审查的作用。生物医药研究申办者研究动机合乎道德、研究机构自觉恪守道德规范的行为、受试者甘为生物医学研究奉献的精神、社会大众对生物医药研究的理解和支持，是生物医药研究伦理审查的推动力；相反，申办者一味追求经济效益、研究机构行为失范、受试者只注重个人利益、大众对生物医药研究缺乏理解，无疑会增加伦理审查的工作量和难度。

四、建立生物医药研究伦理审查合力效应的评估机制

中国的生物医药研究伦理审查发展到今天，尽管还有明确、细化分工、职责、程序的任务，但总体上说，已经到了强化相关组织、机构、人员合作、追求合力效应、提高整体水平的阶段。而当我们对生物医药研究伦理审查合力效应的重要性、合力及其效应的内涵、合力的构成有了比较明确的认识之后，通过对生物医药研究伦理审查合力效应评估引领实践的任务就提上日程了。

评估是检验、评价、提升生物医药研究伦理审查实际效果的重要手段。评估生物医药研究伦理审查的合力和合力效应，第一，要确定评估的内容。应包括，评估主管部委、研究机构、伦理委员会、管理人员、研究者、受试者的协作意识，评估伦理审查各个环节的衔接，评估伦理审查系统相关组织、机构、人员的合作效果。第二，要确定评估的形式。形式应包括，政府监管机构的评估、社会认证机构的评估、研究机构和伦理审查委员会的自我评估。第三，要将对生物医药研究伦理审查合力效应的评估纳入生物医药研究监管体系。因为对生物医药研究伦理审查合力效应的评估在本质上是监管，纳入生物医药研究的监管体系，不仅可以提高评估的权威性，而且可以避免重复，降低成本。第四，评估与建设有机结合。评估要针对生物医药研究伦理审查中存在的重分工轻合作、科学审查与伦理审查的割裂、忽视跟踪审查、政府相关管理机构配合不够密切等问题。

后　记

　　笔者在长期置身于中医药研究伦理审查实践中，紧密结合中医药研究的实际，思考中医药研究伦理审查有别于西医药研究伦理审查的特点，探索中医药研究伦理审查的原则、方法，这本书就是思考和探索的记录。

　　本书对中医药研究伦理审查的研究涉及一些理论问题，作了理论分析，但绝不能归结为理论研究、理论分析。在本质上，本书属于实践研究，具有鲜明的实践特征。它源于中医药研究实践、伦理审查实践，回答中医药研究中迫切需要解决的问题，是中医药研究伦理审查实践的记录，其目的也是推动伦理审查实践的发展。

　　中医药正在逐步实现现代化，中医药研究要开展人体试验，要应用现代科学技术的诸多方法、设备，必然要接受伦理审查，研究符合伦理的证明。伦理审查怎么审呢？按照西医药研究的伦理审查规范审可能最方便。历史地看，最初的中医药研究伦理审查就是按照西医药研究的伦理审查规范进行的。但是中医药研究的伦理审查不能简单搬用西医药研究的伦理审查规范。因为中医药研究伦理审查具有自身的特点，应该坚持自身的原则。对此，本书给予了说明。

对本书的出版，笔者心存三个期望：

第一，期望它能对中医药研究伦理审查实践发挥促进作用。因为中医药研究伦理审查问题的解决尚处于进行时。实事求是地说，时至今日，中医药研究中的伦理审查仍存在着简单套用西医药伦理审查规范的做法。本书是对这种做法的纠正。

第二，期望它能对生物医药研究伦理审查实践发挥促进作用。笔者认为，中国的生物医药研究伦理审查，乃至在中国开展的国际生物医药研究伦理审查，都应从中国的实际出发。而生物医药研究伦理审查的中国实践将会促进人类生物医药研究伦理审查的发展。

第三，期望它能对中医药研究实践发挥促进作用。中医药研究正在加入国际大循环，是中医药国际化的重要内容。中医药研究要应用、借鉴现代科学技术的方法，但必须从中医药自身理论、方法的实际出发，坚持中医药的理论、原则、方法，这是中医药研究走向世界的必由之路。中医药的春天到了，中医药的发展必须且只能走自己的路。

张金钟

2023 年 6 月 20 日